CELULITIS

Cómo vencerla de forma natural

Gina Righi

integral

Nota importante

A lo largo del libro encontrará explicaciones e indicaciones para el tratamiento de la celulitis. Pero cada persona debe tener muy en cuenta las barreras que prescribe un autotratamiento. En el caso de no estar seguro del alcance de sus molestias y de la elección del tratamiento más idóneo, le rogamos que consulte con su médico.

Título original: *Cellulite natürlich behandeln*
Traducción: *Isabel Romero Reche*
Ilustraciones: *Gerlind Bruhn*
Diseño portada: *Franc Vall Soler*
Montaje y composición: *Amparo Campos y Marta Mateu*
Edición y producción: *Oriol Molas*
Consejo editor: *Josan Ruiz, Jaume Roselló y Tomás Mata*

Impresión: Agpograf. c/. Teodoro Llorente, 14. Barcelona
Encuadernación: Rovira. c/. Almirall Oquendo, 91. Barcelona
ISBN: 84-7901-965-7 Depósito Legal: B-8979-1993

Índice

Para Empezar

Con la mano en el corazón... ¿no se ha enfadado alguna vez con su espejo? Le ha mostrado, quizás, un cabello apagado, quebradizo o, incluso, las primeras canas? ¿Ha descubierto finas arrugas que surcan su rostro y pequeños bultitos de grasa en las caderas?

¿Y su piel? ¿Está pálida y áspera? ¿le produce cierto malestar el aspecto desagradablemtente ondulado que se aprecia en la zona del abdomen, en gluteos y en nalgas?

Seguramente ya habrá oído o leído algo sobre la «piel de naranja», o sea, la celulitis. Es posible que tenga celulitis, incluso una avanzada celulitis, pero pese a todo no quiera tomarse el problema demasiado en serio por considerar que a una cierta edad, es algo normal. Muchas mujeres tienen celulitis. Es más, en la época de Rubens el ideal de belleza se simbolizaba con mujeres exuberantes, en cuyas acentuadas y blanquecinas redondeces se dejaban ver las secuelas de una piel afectada, sin duda, por la celulitis.

Ciertamente no se equivoca... La celulitis no es ninguna enfermedad, no obstante, en un estado acentuado puede acarrear graves enfermedades como varices, trombosis o, incluso, embolias, de ahí que no se deba tratar con ligereza ni siquiera una celulitis incipiente. La alimentación errónea, el escaso ejercicio, o los trastornos metabólicos pueden ser la causa de una nueva «lacra» en su salud y la razón de ese malestar general, el decaimiento, los problemas de concentración u otros. Hay que pensar que incluso una celulitis poco avanzada es una muestra del estado de su organismo y al mismo tiempo de «la calidad» de su forma de vida.

Mi tarea no es otra que informarle extensamente, en este libro sobre estas relaciones, orígenes, efectos, y sobre los diversos estadios de la celulitis. Para ello le propongo una buena cantidad de consejos y métodos del todo eficaces que le servirán de gran ayuda en el tratamiento de la celulitis, incipiente o en estado avanzado.

Si mantiene los ojos abiertos a *los indicios de la celulitis,* y sigue mis consejos, recuperará el buen humor ante el espejo —objetivo que pretendemos alcanzar en este libro— al tiempo que estará contribuyendo a devolver la salud y el bienestar a su propio organismo.

Quiero agradecer al Dr. Ulrich Schepper la ayuda que me ha prestado en la atenta lectura de este libro.

Gina Righi

¿Qué es la Celulitis?

Cambios en la superficie de la piel

Las características más apreciables de la celulitis son las alteraciones en forma de ondulaciones, bultos, estrías e incluso grietas, que se presentan en la superficie de la piel, especialmente en los glúteos y en el abdomen. Estas alteraciones se producen por trastornos en el metabolismo: retención de agua e impurezas que se depositan en las células adiposas y acaban hinchándose. Cuando esto ocurre, el tejido conjuntivo no puede ser abastecido satisfactoriamente; se debilita, pierde firmeza y se vuelve fláccido, por lo que ya no puede desarrollar su función «conjuntiva». No obstante, esta situación no ocurre de la noche a la mañana; semejante deterioro físico se va produciendo lentamente, a lo largo de los años, si bien al principio es prácticamente inapreciable.

Causas

Antes de empezar con explicaciones más detalladas (véase la página 16), deberíamos conocer algunos principios básicos sobre la celulitis.

¿Es la celulitis una enfermedad?

Celulitis - «Zellulitis»

En las enciclopedias y en libros especializados de medicina se define frecuentemente la «celulitis» bajo el término «Zellulitis». Este nombre fue introducido en los años veinte en Francia y se optó por utilizarlo internacionalmente. En otro tiempo se suponía que el síndrome de «la piel de naranja» era el indicio de una enfermedad producto de la inflamación del tejido de células de la piel, y por ello, adquirió la terminación «itis» que caracteriza a este tipo de dolencias.

Aunque hoy en día siga denominándose así en los libros que se refieren a este tema, se sabe que este calificativo es erróneo, entre otras cosas, porque estas alteraciones superficiales de la piel no presentan inflamación alguna ni van acompañadas de rojeces o tumefacciones y porque no causan, tampoco, dolores en las zonas afectadas.

Es por esto que la celulitis no puede ser considerada como una enfermedad, si bien es del todo posible que las consecuencias de una celulitis en estado muy avanzado puedan derivar en enfermedades graves, como en el caso de las varices exageradas o la trombosis (véase la página 13).

Una dolencia de mujer

El número de mujeres que padecen problemas de celulitis (una de cada dos) contrasta enormemente con el número de hombres (uno de cada cincuenta). Además estas alteraciones se manifiestan de forma mucho más pronunciada en las mujeres que en los hombres.

¿Pero dónde hay que buscar las razones de ese reparto tan desigual entre unos y otros?

Hormonas

Origen: una cierta predisposición

La respuesta está en las mismas hormonas femeninas; dicho con más exactitud, en la función específica que debe realizar el cuerpo femenino: la concepción, el embarazo y el nacimiento de un niño. El tejido conjuntivo de la mujer se altera en la pubertad. Las hormonas femeninas, los estrógenos, responsables de la madurez sexual de la mujer y la progesterona, que colabora con éstos en los procesos biológicos, posibilitan el reparto y condiciona la estructura del tejido adiposo del cuerpo de la mujer. La progesterona se encarga principalmente de mantener la elasticidad en la espesa red formada por los colágenos rígidos y las fibras gomosas de elastina del abdomen. Durante la pubertad, el tejido conjuntivo adquiere una mayor flexibilidad, generalmente, en la zona de las nalgas, gluteos, busto y brazos.

Distensión del tejido conjuntivo

La capacidad de expansión del tejido conjuntivo aumenta de forma considerable en determinadas circunstancias. De este modo se hace posible el requisito previo de embarazo. Precisamente esta flexibilidad manifiesta del tejido conjuntivo es la que predispone la formación de la celulitis: las celulas de grasa se multiplican, se internan en el tejido adiposo subcutáneo y se hinchan. Una vida poco saludable con escaso ejercicio y una errónea alimentación puede provocar trastornos en el metabolismo como consecuencia de la acumulación de líquidos y del transporte deficiente de las células. El agua y los ácidos grasos que no han sido transportados se depositan en las células adiposas, se hinchan y aparecen los primeros signos de celulitis.

La ingestión regular de la píldora anticonceptiva produce una interrupción de la ovulación y estimula notablemente la flexibilidad del tejido conjuntivo.

El organismo, engañado, se encuentra en una situación de falso embarazo; el tejido adiposo subcutáneo se prepara para una importante tarea, por ello se distiende y se ablanda: así se explican los posibles efectos secundarios de una simulación del embarazo como el aumento de peso y una mayor retención de agua en el tejido conjuntivo (Edema); precedente, que favorece la formación de la celulitis. El uso continuado de este tipo de medicamentos explica también la celulitis de muchas jovencitas.

Edema a causa de la píldora

Otro problema hormonal de las mujeres llega con la menopausia. Generalmente en esa etapa las mujeres dejan de producir estrógenos y gestágeno. Para evitar que se origine una descalcificación por carencia de estrógenos, se suele administrar un tratamiento a base de ciertas dosis de estrógenos, y por ello derivar en una posible celulitis.

En el capítulo Homeopatía como suave terapia (véase la página 66) se muestran alternativas de esta índole para el tratamineto hormonal. Consulte con su médico acerca de cual es el tipo de tratamiento más adecuado para usted.

Complexión corporal y celulitis

La aparición de la celulitis no depende exclusivamente de sus hormonas sino también de su complexión corporal. Si usted es propensa a almacenar grasas, posiblemente tendrá mayor tendencia a la celulitis que esas otras personas «que pueden comer lo que quieren sin engordar».

El psiquiatra Kretschmer fue más allá al investigar las interrelaciones entre la complexión corporal de las personas y sus enfermedades características. Kretschmer observó que una determinada complexión corporal —independientemente del sexo— está ligada a una determinada enfermedad. Nosotros podemos confirmar esa observación tras comprobar el caso de las personas obesas y su propensión a una alta presión arterial.

Escaso tejido adiposo

A raíz de sus investigaciones Kretschmer repartió a las personas en tres grupos, diferenciando el prototipo lestosomático, el atlético y el pícnico. Estos tres tipos responden a tres grupos distintos según la mayor o menor tendencia a la celulitis de cada grupo.

Escaso tejido adiposo

• El prototipo leptosomático es delgado larguirucho y de complexión corporal poco ágil. Apenas posee tejido adiposo de manera que la celulitis sólo se manifiesta en muy raras ocasiones o casi nunca. Con todo, si hace poco ejercicio puede ser propenso a que su tejido conjuntivo pierda firmeza y la piel acabe por mostrar síntomas de fláccidez. Generalmente las enfermedades propias del tipo leptosomático son la hipotonia (circulación sanguínea escasa) y el estreñimiento.

Aumento del depósito de grasas

• El prototipo atlético es huesudo y musculoso. Tiene poca grasa, su tejido muscular es firme así, posee un tejido conjuntivo tenso y la mayoría de las veces cuenta con un buen sistema digestivo e intestinal. De ahí que sea propenso sólo en ciertos casos a la celulitis.

Tejido conjuntivo rígido

• El prototipo pícnico tiene un aspecto rollizo, suele ser bajo y corpulento. El pícnico se preocupa frecuentemente por eliminar unos kilos suplerfluos. Su piel es blanda y no suele tener arrugas ya que su tejido conjuntivo es flexible y blando. Es el que presenta una mayor propensión a la celulitis por la capacidad de su tejido conjuntivo para almacenar grasas.

Las enfermedades más características de los pícnicos son la hipertonía (presión arterial alta), el infarto de miocardio y la arteriosclerosis.

Con ayuda de esta clasificación podemos dilucidar más exactamente la propensión de cada persona a la celulistis y adoptar cuanto antes aquellas medidas preventivas que estén a nuestro alcance. Por ejemplo, si usted se reconoce en el tipo pícnico debe empezar hoy mismo a preocuparse por hacer más ejercicio físico. Podrá encontrar una información más exaustiva sobre las investigaciones de Kretschmer en uno de los libros recomendado en la bibliografía (véase la página 75).

Aparición de la celulitis

Tres grados distintos

Teniendo en cuenta el grado de su celulitis se han hecho tres grupos. Esta división responde a las siguientes preguntas: ¿Cuánto tiempo hace que apareció la «piel de naranja»? ¿Qué zonas están afectadas? ¿Se han presentado efectos secundarios como trastornos en el sistema circulatorio o obturaciones linfáticas? La aparición del fenotipo en unas zonas de la piel afectadas sirve de criterio para calibrar la celulitis en sus diferentes grados.

La celulitis leve

Hacer visble la celulitis

Cuando estas alteraciones características de los tejidos en la superficie de la piel no se ven a simple vista, la prueba del pellizco (abajo) es de gran ayuda para verificar si en algunas zonas del cuerpo, por ejemplo en los glúteos o en nalgas, exsite celulitis.

Una lígera celulitis no se aprecia con facilidad. Sólo al realizar la prueba del pellizco se harán visibles en la superficie de la piel unas leves prominencias y ondulaciones.

La celulitis de grado medio

Si al tensar los músculos del abdomen, de las nalgas o de los glúteos, puede ver claramente ondulaciones y grietas, o cuando estas alteraciones de la superficie de la piel son visibles en una habitación poco iluminada, la celulitis ha llegado a su grado medio. En un sentido ciertamente polémico, esta celulitis ha sido llamada «la celulitis de maniquí» acaso por advertir estas protuberancias desiguales a través de las medias de las modelos que posaban en un escalón bajo una luz tenue.

La celulitis muy acentuada

La celulitis en estado muy avanzado es apreciable en cualquier posición, tanto esté la persona depie, sentada o estirada. Con frecuencia este tipo de celulitis está estrechamente relacionada con el exceso de peso. Cuando esto ocurre, los abultaminetos no sólo son visibles en las nalgas, caderas y abdomen sino

Tome la piel del abdomen, nalgas o glúteos entre las palmas y los dedos de sus manos, dirija las manos con firmeza una hacia otra. Si la piel presenta cierto aspecto granuloso y con pequeñas ondulaciones, es que padece una leve celulitis.

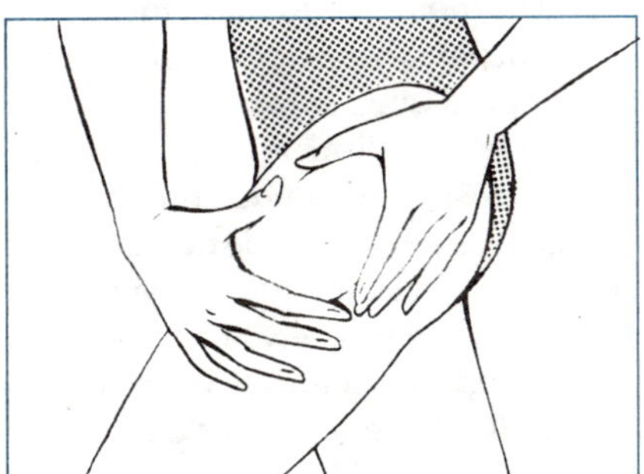

sino también en los brazos y en la región lumbar. Incluso las pantorrillas pueden estar afectadas.

Cuando una celulitis ha alcanzado las pantorrillas implica que el tejido conjuntivo está excesivamente fláccido y que se deben tomar medidas para proteger el funcionamiento regular de las venas de las piernas. El exceso de peso afecta toda la zona, de ahí que exista el riesgo de la aparición de varices y problemas de cicatrización. Ahora es el momento de hacer algo contra la celulitis (véase la página 29).

Relacionada con el exceso de peso

Posibles efectos de una celulitis acentuada

Una celulitis muy acentuada y en estado avanzado suele ir acompañada, la mayoría de las veces, de obturaciones linfáticas y de trastornos en el sistema circulatorio. La capacidad de permeabilidad de las células se ha alterado, y con mucha frecuencia las consecuencias no son otras que perturbaciones en la circulación de la sangre y más concretamente las perturbaciones en las venas de las piernas.

Trastornos circulatorios

A través de las venas tiene lugar el viaje de vuelta de los ácidos grasos y de escasas sustancias nutritivas que transporta la sangre hasta el corazón. Los músculos circulares en el interior y a lo largo de las venas se contraen y se dilatan constantemente provocando, así, un efecto de bombeo en las paredes de las venas. En el interior de las venas existen válvulas venosas que dejan paso al fluido sanguíneo de acuerdo a los latidos del corazón, y que se cierran, impidiendo la vuelta atrás del paso de la sangre. Un trastorno del flujo sanguíneo, a causa de un transporte deficiente de las sustancias nutritivas en la sangre o por obturaciones, implica que los músculos externos y los internos no trabajen a pleno rendimiento, y por lo tanto que se deteriore la función de sostén del tejido conjuntivo.

Aquellas personas que desarrollan una actividad de pie o sentadas son especialmente propensas a que sus músculos y su tejido conjuntivo se vuelva fláccido, por lo que también es posible que desarrollen celulitis, varices y trombosis.

Por ello hay que pensar en proporcionar una activa ayuda a nuestro cuerpo. El ejercicio al aire libre y una equilibrada ali-

Prestar ayuda al cuerpo

mentación son los mejores requisitos para gozar de una buena circulación sanguínea y para mantener firmes los músculos y el tejido conjuntivo.

Varices

En el momento que disminuye la fuerza de los músculos de las paredes de las venas deja de funcionar en su totalidad la actividad del bombeo. Las venosidades, es decir, las sustancias escasamente nutritivas en forma de sangre espesa, se van quedando retenidas en los conductos sanguíneos, de manera que las válvulas de las venas no pueden cerrarse para impedir el retorno del flujo sanguíneo al corazón. Las venas superficiales se van oprimiendo mientras que las paredes de otras venas mucho más pequeñas acaban presentando un aspecto nudoso, abolsado o filiforme. En la medida en que ya no se abastecen del modo adecuado por la misma fláccidez del tejido conjuntivo, las venas se dilatan progresivamente hasta convertirse en varices visibles en la superficie de la piel.

Un efecto peligroso

Las varices no son por lo tanto sólo un defecto de belleza sino una enfermedad de los vasos sanguíneos que debe ser tomada muy en serio y requiere necesariamente tratamiento médico.

Trombosis

Algo más que un defecto de belleza

A causa de una intensa dilatación de las venas la sangre fluye más lentamente favoreciendo la formación de coágulos en la sangre que pueden originar una trombosis. Uno de estos coágulos puede quedarse retenido en las paredes de los vasos sanguíneos y agrandarse constantemente a medida que se van depositando nuevas sustancias transportadas por la sangre. Esta sedimentación provocaría, con el tiempo, una situación de alarma.

Los síntomas de una trombosis se caracterizan por la sensación de presión y dolores en una zona localizada, además de hemorrageas puntiformes, hichazones de color azulaceo en la zona afectada, o también, hemorrageas superficiales internas. No hacer ningún tipo de movimiento y someterse inmediatamente a un tratamiento médico son las primeras medidas que se deben tomar en estos casos para evitar el peligro de la obturación de los vasos sanguíneos.

La Piel y el Tejido Conjuntivo

El mayor órgano de nuestro cuerpo

A continuación voy a explicar lo que ocurre en la piel cuando aparece la celulitis. La piel es «el lugar donde se desarrolla todo el proceso»; por consiguiente, si usted posee información suficiente comprenderá mejor el origen de la formación de celulitis y podrá hacer uso con mayor eficacia de las medidas preventivas y de su tratamiento.

La piel es el mayor órgano de nuestro cuerpo, y es tan importante como el corazón, los pulmones o los intestinos.

Con una superficie total de 1,7 metros cuadrados, ésta nos protege de la deshidratación y regula la temperatura del cuerpo. Almacena los nutrientes absorbidos en la alimentación y produce, gracias a los rayos solares, la indispensable vitamina D. La piel protege nuestro organismo de múltiples influencias nocivas, que nos afectan desde el exterior y toma —cuidadosamente filtradas— de nuestro entorno todo aquello que pueda servir y resultar beneficioso como la humedad, la luz y el calor. Es un órgano excretor más que elimina en forma de secreciones las impurezas y sustancias nocivas. Además, la piel es uno de nuestros órganos sensitivos más importantes, con su ayuda nos mantenemos en contacto con el medio exterior y nos protege de éste.

Estructura de la piel

Nuestra piel es un órgano vivo en toda su extensión. De acuerdo a sus múltiples funciones se constituye en tres capas diferentes: epidermis, dermis y tejido subcutáneo (véase la página 15)

la piel se renueva en la epidermis

- *La epidermis*: En sus cuatro estratos, blastodermo, espinoso, granuloso y córneo, la piel se renueva constantemente. En el blastodermo se forman siempre nuevas células por división celular que se alimentan de células de melanina y de sustancias colorantes de la piel. En el momento que una célula ya es madura se desplaza en unos 30 días al estrato espinoso y al estrato granuloso (donde comienza la cornificación); y de ahí a la superficie de la epidermis, donde forma el estrato córneo con su propia materia muerta (queratina).

La epidermis produce parte de la grasa de la piel que ésta necesita para mantenerse flexible, como protección ante las influencias nocivas del exterior y ante la deshidratación.

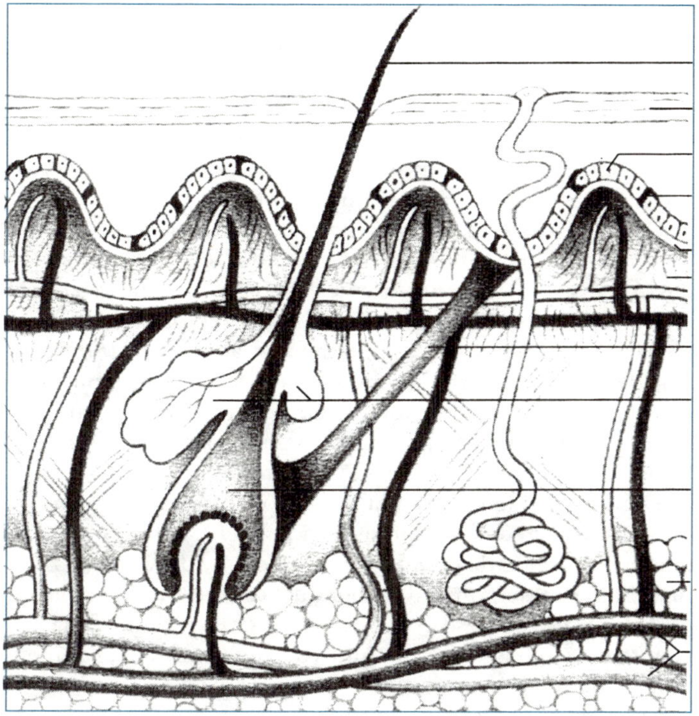

La estructura de la piel: La piel se compone de tres capas —epidermis, dermis y tejido subcutáneo—. El tejido subcutáneo forma la capa más gruesa y está reccorrido por un esponjoso tejido conjuntivo y acumulaciones uviformes de tejido adiposo, el componente primordial de la celulitis.

Una zona sensitiva

• *La dermis* (corium): se compone esencialmente de tejido conjuntivo atravesado por fibras elásticas. La rígida capa superior de la dermis —contrariamente a la blanda capa inferior— se une firmemente a la epidermis mediante un engranaje (papilos) en forma de ondulaciones. Como no llegan vasos sanguíneos ni fibras nerviosas, la epidermis se alimenta de los nutrientes que absorbe de la dermis que está recorrida por vasos sanguíneos. Aquí se encuentran situadas también las fibras nerviosas que hacen perceptible la temperatura, el tacto, la presión y el dolor.

- *El tejido subcutáneo* (Subcutis): se encuentra situado sobre las fibras musculares sin estar verdaderamente separado de la dermis. Esta capa integra la parte más gruesa de la piel y se compone de grandes mallas de tejido conjuntivo esponjoso, además de acumulaciones uviformes de células adiposas. Los espacios intersiciales que quedan entre las células adiposas están cubiertos por líquidos de tejido y recorridos por fibras nerviosas.

Los depósitos de grasa desempeñan una importante función en la medida en que nos defienden del frío, los golpes y las caídas. Además, almacenan nutrientes energéticos que abastecen el cuerpo. Cuando realizamos un trabajo físico pesado, nos fatigamos haciendo deporte o nos exponemos largo rato al frío, nuestro organismo tiene que proporcionar una cantidad suficiente de calorías y mantener la temperatura de nuestro cuerpo.

Una zona que protege y nutre

Para «quemar» más cantidad de grasas de las habituales recurre los depósitos situados en el tejido conjuntivo.

El grosor del tejido conjuntivo varía considerablemente según el sexo, la edad, el modo de vida, y el estado nutricional; también depende de la situación hormonal y de la transmisión hereditaria en determinadas zonas del cuerpo. Por ejemplo, en caso de exceso de peso esta «reserva de grasa» se almacena frecuentemente en el tejido conjuntivo subcutáneo del abdomen, glúteos, caderas, busto, región lumbar y nalgas.

En el tejido subcutáneo se encuentran las raices del pelo, las glándulas sebáceas y las glándulas sudoríferas.

Los factores de riesgo principales que conducen a la formación de celulitis son la elasticidad del tejido conjuntivo en la dermis, la flaccidez y el exceso de células adiposas del tejido conjuntivo en el tejido subcutáneo.

El tejido conjuntivo

el elemento de unión

El tejido conjuntivo es el elemento unificador de nuestro cuerpo. Se compone de células y de las sustancias intercelulares; el tejido está formado por partículas que sirven a la estructura del tejido y que ensamblan unas fibras elásticas de colágeno en forma de red y otras sin estructura. Como sustancia base o aglutinante conforma el medio más adecuado para las fibras.

El tejido conjuntivo de nuestro cuerpo puede adquirir diferentes formas y funciones, como tejido de almacén (tejido adiposo) tejido protector (tejido de los huesos y cartílagos), tejido tegumentoso (en las cápsulas de los órganos), tejido conductor de algunos órganos como vasos y nervios, tejido del esqueleto de los órganos y tejido de relleno de las cavidades intersiciales.

El tejido conjuntivo tiene que unir las propias fibras musculares a los husos musculares, absorber las células adiposas y fijar los vasos sanguíneos y las fibras nerviosas.

Composición del tejido conjuntivo

Para llevar a cabo de una manera satisfactoria todas las funciones que debe desarrollar en cada una de las diferentes partes de nuestro cuerpo, órganos, músculos, y huesos, el tejido conjuntivo tiene que estar formado por diferentes tipos de fibras:

Diferentes tipos de fibras

- las fibras elásticas se componen de elastina, una sustancia protéica e integrante principal del tejido conjuntivo. Se disponen en forma de bifurcaciones que adoptan formas filamentosas en los ligamentos; adquieren forma de red en las arterias y se vuelven elásticas en los cartílagos, es decir, allí donde nuestro tejido conjuntivo debe ser firme para soportar una intensa distensión.
- las fibras de colágeno están formadas por escleroproteinas, fibras protectoras gomosas que se encuentran en el tejido conjuntivo de los tendones, ligamentos, nervios, huesos, cartílagos y dentina (marfil de los dientes). Por su estructura, estas fibras poseen una gran resistencia y se expanden en una o más direcciones de paralelas ondulaciones en forma de filamentos.
- las fibras reticulares poseen la capacidad de constituir redes propias (retículo = forma de red). De esta forma cubren y protegen el bazo, los ganglios linfáticos y la médula osea. El tejido conjuntivo reticular desempeña la función de mantener alejadas las sustancias nocivas, las impurezas y los microorganismos que puedan infiltrarse en el interior de los vasos sanguíneos y linfáticos. En el desarrollo de esta función recibe el apoyo de los anticuerpos (inmumoglobina) y de las células protectoras del sistema inmunológico (macrófogos, monocitos y granulocitos).

Sustancia base

Las cavidades intercelulares del tejido conjuntivo están rellenas de una sustancia base, es decir, de un tejido fibroso y gelatinoso (celular) o de tejido reticular (en forma de red). Esta sustancia base contribuye, junto con las fibras del tejido conjuntivo, a mantener la elasticidad y solidez de los huesos y dientes. Tiene la capacidad de almacenar el agua que extrae de las sustancias minerales y nutritivas para que sea absorbida por el tejido conjuntivo. En el caso de que el tejido contuviera más agua de la que puede elaborar cabe la posibilidad de que se produzca una acumulación de agua (edema) en el tejido nervioso, de que se infiltre en las cavidades intersiciales o en las cavidades de los órganos y de que se manifieste en forma de piernas inflamadas y bultos en las articulaciones o en el rostro. Estas acumulaciones de líquidos están relacionadas con la aparición de la celulitis.

Peligro por falta de movimiento regular

El tejido conjuntivo de la piel

El tejido conjuntivo de la piel de la zona subcutánea se compone de células adiposas que proporcionan una estructura uniforme. Un tejido conjuntivo sano soporta bien la presión de los músculos y adopta tras la dilatación su posición original, sin perder su elasticidad. Este mecanismo que actúa en la piel, especialmente en el tejido conjuntivo subcutáneo es producto de un entramado en forma de red, que consta de colágenos y fibras elásticas, que debe que ser capaz de recuperar su estado original; de ahí que la epidermis aparezca siempre lisa y elástica.

Fláccidez del tejido conjuntivo

Como consecuencia de una carencia prolongada de movimiento, el tejido subcutáneo no recibe los estímulos suficientes para utilizar el exceso de grasa y eliminar el agua. Resultado: se va almacenando cada vez más agua y grasa, las celulas adiposas se agrandan y se deforman hasta que en las dos capas superiores de la piel se hacen visibles los síntomas.

Disminución de la capacidad regenerativa

Esto sólo ocurre cuando el tejido conjuntivo de la piel ha perdido la capacidad para evitar que las células se inflen. Hay muchas causas por las cuales el tejido conjuntivo se vuelve fláccido y esponjoso (véase la página 23) y no puede controlar su función esencial, que es la de proporcionar firmeza y elasticidad a la piel, sin que se produzcan anomálias.

Con la edad disminuye la capacidad de regeneración de colágenos y elastinas. El tejido conjuntivo no se tensa como antes y pierde elasticidad. La insuficiencia de nutrientes (véase la página

29) puede provocar la deformación del tejido conjuntivo. Por otro lado, la falta de ejercicio, o el ejercio parcial puede dar lugar a que el tejido conjuntivo no elimine del todo las impurezas, que entonces, se depositan en las células por lo que se hinchan e impiden que éstas desarrollen su función satisfactoriamente.

Un juego en equipo

La causa primordial de la fláccidez del tejido conjuntivo, viene dada por la alteración de las funciones de abastecimiento de sustancias nutritivas y la eliminación de impurezas.

Metabolismo y tejido conjuntivo

En nuestro organismo existe una estrecha relación entre el tejido conjuntivo, metabolismo, sistema cardio-vascular y sistema linfático. La perfecta combinación de sus actividades es un requisito previo para mantener sano el tejido conjuntivo.

Disfunción de absorción y eliminación

Los procesos bioquímicos que exige la vida en general, y que se desarrollan en nuestro organismo tras la ingestión de nutrientes se denominan metabolismo. La ciencia identifica el metabolismo estructural con la formación de células en nuestro cuerpo; el metabolismo de energía con la función de asegurar movilidad y capacidad de rendimiento de los nervios y los músculos; y el metabolismo energético con el hecho de que estas funciones se lleven a cabo sin dificultades.

El órgano más destacado por las reacciones que impulsa es el hígado. Todas las sustancias que han pasado al intestino son filtradas aquí; la cantidad de agua que interviene en el proceso de filtración está en directa proporción con el balance electrolítico pero, además, desempeña otras funciones vitales muy importantes. Las hormonas y los enzimas, los «catalizadores» actúan conjuntamente para conseguir un alto rendimiento en el proceso bioquímico desarrollado por el hígado.

Azúcar: un factor nocivo

Las diferentes sustancias absorbidas diariamente por el organismo, se transforman en sustancias metabólicas —se queman, es decir se aprovechan o se almacenan—. El ejemplo del aprovechamiento del azúcar puede ser suficientemente ilustrativo. Los azúcares simples son conducidos hasta el hígado para ser depurados allí. En colaboración con los ácidos que lleva la sangre arterial, los azúcares simples de las células se preparan para facilitar las reacciones químicas o para elaborar la energía necesaria en cada momento.

La ingestión de un exceso de dulces, golosinas o comidas ricas en azúcar es muy nociva en la medida en que estas sustancias se transforman, por la acción de los ácidos en glucógeno (almidón) y por un proceso encimático en maltosa que al no ser eliminada acaba almacenándose en el hígado y en los músculos.

La transformación de azúcares en grasa es una reacción de nuestro metabolismo. ¿Y en qué parte de nuestro cuerpo se depositan estas grasas supérfluas? Es obvio que es en la zona donde se manifiestan nuestros problemas: en «el salvavidas», en la cintura, «en los pantalones de equitación» en las caderas y en las nalgas —¿Hay alguien que no lo sepa?

El organismo no puede hacer frente a la aportación excesiva de proteínas, grasas e hidratos de carbono de manera que cuando ésto ocurre nuestro cuerpo debe hacer un sobre esfuerzo para tratar de eliminar la mayor cantidad de impurezas posibles. De no ser así, estas impurezas se van almacenando en las células adiposas que se inflan, y el tejido conjuntivo acaba por convertirse entonces en el «depósito de basura» de nuestro cuerpo.

Digestión

La digestión empieza en la boca

El proceso digestivo de nuestro organismo empieza en la boca ya que la saliva contiene pitalina, un encima de la digestión que provoca la primera descomposición de los hidratos de carbono de la comida. Pruebe a comer un trozo de pan, que contiene almidón, y mastique hasta que se convierta en papilla, observe que el pan tiene un cierto sabor dulce. El almidón se ha transformado en azúcar. En el estómago se mezcla el bolo alimenticio con los jugos gástricos.

Reabsorción en el intestino

El intestino delgado es el órgano más destacado de la digestión. En él, con la ayuda de diferences enzimas, se descomponen las grasas, proteínas e hidratos de carbono en su forma más simple y microscópica para ser absorbidas por las mucosidades de las paredes del intestino y ser transportadas a través de las vías circulatorias para el abastecimiento de músculos y tejidos. Los aminoácidos y ácidos grasos se internan en las sangre en forma de azúcares simples. En el intestino grueso se separan los restos de las sustancias nutritivas sólidas de la gran parte de componentes líquidos. Este proceso de denomina «reabsorción».

Las sustancias nutritivas se ponen de nuevo en circulación, vuelven a «metabolizarse» en las células del organismo.

Y el resto de nutrientes no digeridos, especialmente, la celulosa de las fibras de la fruta, verdura y cereales —fibra— se descompone con la ayuda de las bacterias del intestino donde fermentan y son finalmente expulsadas del organismo.

Sistema cardiovascular

Metabolización de la célula

El sistema circulatorio cardio-vascular que consta de corazón, arterias, capilares y venas es necesario para que el metabolismo de cada célula se desarrolle sin anomalías y funcione conjuntamente con el sistema pulmonar y el circulatorio de la vena Porta.

- En el sistema circulatorio de nuestro cuerpo, también llamado gran sistema circulatorio, la sangre es conducida del ventrículo izquierdo del corazón a través de las arterias, y gracias al metabolismo gaseoso y de los nutrientes, a todas las células del cuerpo. Esto mismo sucede en el sistema circulatorio parcial del cerebro, riñones, músculos y piel. Por las venas circula la sangre cargada de impurezas y una escasa cantidad de oxígeno, siendo bombeada y depurada constantemente por el corazón.
- En el sistema pulmonar tiene lugar el intercambio gaseoso con la inspiración de aire. Las arterias conducen la sangre desde el ventrículo derecho del corazón con escasa cantidad de oxígeno hasta los pulmones. En los alveolos pulmonares (vesículas) se desprende el hidróxido de carbono de la sangre y se absorbe oxígeno que es transportado en grandes cantidades por las venas de los pulmones hacia el corazón desde donde es conducida al gran sistema circulatorio.
- El sistema circulatorio de la vena Porta desempeña un papel singular en el sistema circulatorio en la medida en que conecta y desconecta con el sistema circulatorio del cuerpo. Por las vías de la Porta circula la sangre con abundante cantidad de nutrientes que provienen de los órganos de la digestión intestinos, estómago, pancreas y bazo hasta el hígado. Desde alli se filtra la sangre y finalmente es reconducida al sistema circulatorio.

Reciclaje de nuestro cuerpo

Los trastornos en el sistema circulatorio y del corazón pueden estar provocados por la falta de ejercicio o irregularidades respiratorias en la medida en que la capacidad pulmonar no se vacie por completo. Esto puede dar lugar a trastornos circulatorios y deficiencias de abastecimiento de oxígeno en el organismo; Las impurezas son transportadas y acaban depositándose en el tejido conjuntivo.

Sistema linfático

Otro importante sistema vascular de nuestro organismo es el sistema línfático, o también llamado sistema de reciclaje. Como sistema «conductor de la basura» de nuestro organismo, éste transporta constantemente las sustancias de desecho (impurezas del metabolismo que se han quedado depositadas en las células adiposas). Es un sistema de dirección única que nace en los capilares linfáticos del tejido se reúne en los vasos linfáticos mayores y desemboca en las venas por los ganglios linfáticos.

Cada región de nuestro cuerpo dispone de gánglios linfáticos para la absorción y filtrado de los líquidos linfáticos (linfos). El líquido linfático sirve de alimento a las células y al tejido pero, además, colabora en el trasporte de linfocitos (células de competencia immunológica) a la sangre del bazo, anillos de los gánglios linfáticos y la médula ósea.

Los vasos linfáticos se asemejan en su estructura a los vasos sanguíneos. Numerosos pares de válvulas en la paredes interiores de los vasos impiden el retorno del fluido del liquido linfático. Dado que este sistema no funciona por bombeo, el transporte de los líquidos linfáticos sólo puede ser satisfactorio mediante la activación muscular, las contraccciones rítmicas y la resaca de los tubos colectores.

Los transtornos de las vías linfáticas suelen ser derivar en acumulaciones de agua (edemas) que se forman en los espacios intersiciales de las células del tejido conjuntivo, al existir obtrucciones las impurezas sólo son transportadas parcialmente, de ahí que el tejido subcutáneo se resienta. Las células adiposas infladas con líquido e impurezas pueden multiplicar su tamaño hasta diez veces.

Ayuda con el movimiento de los músculos

Origen de la Celulitis

Pérdida de elasticidad

Al comparar una manzana recién cogida del árbol con una que haya permanecido algunos días en el suelo, advertimos que la manzana vieja se ha vuelto blanda y rugosa, y que ha perdido la rigidez. Esto mismo ocurre con las personas. La función de las fibras de colágeno es mantener firme la piel y el tejido conjuntivo, pero la acumulación de agua hace disminuir la capacidad compresora de las fibras de elastina (véase la página 17).

Trastornos en el abastecimiento y eliminación

La flaccidez de la piel no es producto únicamente del paso de los años; ciertos hábitos y descuidos, así como otras muchas causas, son suficientes para que nuestro tejido conjuntivo pierda la elasticidad que deben desarrollar las células metabólicas de nuestro organismo —y no pensamos que nuestro cuerpo se resiente por ello—.

En el capítulo siguiente encontrarán una explicación sobre el origen de la celulitis.

Trastornos en el metabolismo

Como ya veíamos en el capítulo metabolismo y tejido conjuntivo (véase la página 19) el proceso metabólico es el responsable del abastecimiento de nutrientes y de la eliminación de las impurezas. En el momento en el que se produce un trastorno, por ejemplo un trastorno en el metabolismo de las células adiposas o una enfermedad por exceso de glucosa, se deteriora la función de abastecimiento o la eliminación de las sustancias nocivas que se encuentran en las células.

Hay enfermedades que provocan la eliminación exagerada de sustancias nutritivas, cuando es así, las repercusiones son igualmente nocivas para el tejido conjuntivo del organismo.

No olviden que la alimentación desempeña siempre un papel primordial y decisivo. Como parte integrante del tratamiento les aconsejo que opten por una alimentación sana que favorezca de modo satisfactorio todas las funciones del metabolismo (véase la página 29).

Trastornos en el metabolismo de las células adiposas

La elaboración de las grasas en el cuerpo se denomina metabolismo de las grasas. En el duodeno y el yeyuno se origina la elaboración del proceso de reabsorción de grasas por aislamiento hidrolítico (con ayuda de agua) de la grasa neutra mediante los encimas (liposas) del páncreas y del intestino delgado.

Otra de las funciones del metabolismo de las grasas es la creación de un almacén de grasa en las células para abastecer a al organismo en caso de insuficiencia alimentaria.

Un trastorno en el metabolismo de las grasas (hiperlipidemia) puede acarrear alteraciones en el metabolismo general: aumento del contenido de grasa neutra en la sangre (hiperlipidemia), lesiones en la estructura de las grasa por carencia de líquidos biliares así como anomalías en el trasporte de nutrientes a través del intestino delgado.

Alto índice de colesterol

Esta es la razón del aumento de triglicérido y el índice de colesterina en la sangre. Con el tiempo la grasa, que se va depositando en los órganos y en los vasos, puede acarrear graves enfermedades así como trastornos en el funcionamiento del hígado, arteriosclerosis, apoplegía o infarto de miocardio.

Las deficiencias en la desintegración de las grasas altera notablemente el tejido conjuntivo ya que ésta continúa depositándose constantemente, de forma que el tejido se distiende y se produce la formación de celulitis.

Exceso de peso

Una de cada tres personas tiene kilos de más. El exceso de peso se ha convertido en una enfermedad típica de la civilización de nuestro tiempo y manifiesta en cualquier edad. Como veíamos en el capítulo trastornos del metabolismo (véase la página 23) las perturbaciones en el funcionamiento metabólico traen consigo alteraciones en el sistema circulatorio como son las enfermedades metabólicas, sobrecarga del sistema linfático y hiperestiramiento del tejido conjuntivo.

Cálculo del peso normal

- Se habla de exceso de peso cuando éste exede entre un 5% y un 20% del peso normal. Según Broca, el peso equilibrado se calcula restando 100 a la altura. Por ejemplo, 170 cm de altura menos 100 igual a 70 kg de peso (Pi = Alt — 100).

Obesidad (adiposis)

Se habla de obesidad cuando el peso del cuerpo sobrepasa en un 20% el peso normal. Este hecho ocurre cuando el abastecimiento de calorías es muy superior a las que necesita el organismo. Los portadores de energía superflua se convierten en depósitos de grasa que se van acumulando en el tejido adiposo subcutáneo. El aumento de células adiposas no implica la aparición de una celulitis aunque sí pueden favorer su formación.

Cuanto antes se aprecien los trastornos en el metabolismo de las grasas, menor será el peligro de contraer nuevas enfermedades por esta causa. Es necesario acudir al médico si conocen de algún familiar que padece este tipo de trastornos o cuando suponen que éste podría ser también su problema.

Azúcar en la sangre (Diabetes mellitus)

La diabetes es una enfermedad crónica del metabolismo que aparece a raíz de una carencia de insulina o de una disfunción de la insulina en el pancreas. La carencia de insulina provoca un trastorno en el contenido de azúcar (metabolismo de los hidratos de carbono) del cuerpo —el azúcar ya no puede transformarse o descomponerse satisfactoriamente—. Uno de los síntomas apreciables en el tratorno del metabolismo de los hidratos de carbono es el aumento de las secreciones y/o el aumento de las secreciones de determinadas sustancias metabólicas en su paso por los riñones.

Enfermedades crónicas del metabolismo

Según sean las carencias de insulina que se manifiesten y la edad de la persona, cabe distinguir dos tipo de enfermedades que requieren tratamiento:

- Diabetes del tipo I o diabetes joven aparece antes de los cuarenta años. Los afectados deben inyectarse a lo largo de su vida dosis de insulina y someterse a una dieta especial y rigurosa durante toda su vida.
- Diabetes del tipo II puede reconocerse claramente en personas de edad adulta y puede haberse originado por una alteración considerable en el metabolismo orgánico (del tipo A con peso normal) o por un una alimentción hipercalórica (tipo B con un sobrepeso en aumento). Este tipo de diabetes exige un tratamiento dietético y la administración de productos anti- diabetes, que en caso de complicaciones deberán subsanarse con insulina.

Consecuencias de una alimentación errónea

Si el enfermo no recibe un tratamiento adecuado, es decir, si no se le administra la dosis idónea que su organismo necesita para conseguir el objetivo que se pretende, siguirá aumentando el índice de azúcar en la sangre y por consiguiente los trastornos serán aún mayores.

Estreñimiento

El origen de la celulitis puede derivar de un estreñimiento crónico. ¿Conoce usted también el problema de esos ruiditos en el abdomen e intestinos y ese cierto malestar tras una copiosa comida rica en grasa?

Trastornos en la flora intestinal

Tan pronto como las bacterias de nuestro intestino (flora intestinal), responsable de la excreción definitiva de las materias fecales, se lesiona o no dispone flora intestinal suficiente, las materias no digeridas no se eliminan de modo satisfactorio. Se producen incómodos gases, sensación de saciedad y estreñimiento.

Es difícil determinar a partir de cuando se puede hablar de estreñimiento. Se deben tener en cuenta los factores externos como la cantidad y los componentes de la alimentación, las costumbres de cada uno y las apreciaciones subjetivas. Cuando en el acto de eliminación de las materias fecales se experimentan molestias y éste tiene lugar menos de tres veces a la semana, existe estreñimiento (constipación). Desafortunadamente en estos casos apenas si se piensa en aumentar el consumo de productos ricos en fibra, en hacer ejercicio o en sosegar los estados de angustia. Por lo general se busca una solución rápida como los remedios en forma de laxantes. Sin embargo la efectividad de este remedio es engañosa y sólo funciona a corto plazo porque la flora intestinal afectada se daña aún más. El problema no se subsana en su raíz; para que estos productos mantengan su efectividad, la dosis debe ser aumentada constantemente. El cansancio y somnolencia, así como depresiones y el abdomen siempre hinchado suelen ser las consecuencias más normales.

Intoxicación por laxantes

Las materias fecales, que no se eliminan de forma satisfactoria en el intestino, pueden producir una intoxicación debido a que las sustancias tóxicas se internen en el flujo sanguíneo y contaminen los mecanismos depuradores y el tejido conjuntivo; para entonces la función excretora suele estar tan seriamente dañada que pronto absorbe todas las sustancias nocivas. Las células adiposas se llenan de impurezas y se hinchan. Las consecuencias saltan a la vista ante el espejo. La celulitis se ha desarrollado.

Trastornos del sistema conjuntivo por flaccidez de musculatura

Disminución del tono muscular

¿Alguna vez se ha visto obligado a llevar una venda de yeso varías semanas por haberse lesionado un hueso o los ligamentos? En caso afirmativo habrán notado que al retirar el yeso, el brazo o la pierna aparece más ménuda y la piel más lacia; los músculos han perdido solidez y el tejido conjuntivo se ha quedado fláccido.

La falta de movimiento de los músculos ha provocado una disminución del riego sanguíneo y, con ello, un recorte en el abastecimiento de nutrientes de las células. Por otra parte, al no poderse eliminar las impurezas, también resulta perjudicado el tejido conjuntivo.

Las curas de adelgazamiento rápidas y severas suelen alterar el tejido múscular y provocar la flaccidez del tejido conjuntivo. De la misma forma que cuando nos ponemos una falda demasiado grande que nos «baila» en las caderas y la cintura, el tejido conjuntivo que reviste las fibras musculares se afloja por falta de masa muscular; pierde la consistencia que caracteriza a un tejido muscular sano, de ahí que el tejido conjuntivo no pueda cumplir con las funciones de modelar y reafirmar los músculos. La superficie de la piel se distiende, aparecen rugosidades y ondulaciones que aumentan la proporción de celulitis en el cuerpo.

Abandono del cuerpo

El desarrollo rápido o lento de la celulitis depende muchas veces de las circunstancias externas. La mayoría de las veces la distensión progresiva de los tejidos es esencialmente más difícil de controlar que una disfunción pasajera como consecuencia de la carencia de movimiento a la que obliga una venda de yeso, por ejemplo.

Falta de ejercicio

La premisa fundamental de la curación radica en la salud por el ejercicio, una frase que debería constituirse como principio vital. Como todos sabemos, las repercusiones de la carencia de movimiento sólo son perceptibles con el paso de los años.

El trabajo sedentario, la falta de tiempo y las pocas ganas de practicar deporte o gimnasia porque nadie nos acompaña, el mal tiempo para volver a casa caminando después del trabajo, o para dar un paseo... Todo son excusas para justificar la falta de movimiento. Pero el cuerpo advierte tal abandono, y se manifiesta en el hecho de que los vasos que atraviesan el tejido conjuntivo reciben un menor riego sanguíneo. La actividad sedentaria puede acarrear trastornos circulatorios y obturaciones serias desde la zona de la pelvis hasta las nalgas. Como el tejido conjuntivo no se oxigena debidamente, los excedentes líquidos tampoco se eliminan y aparecen depósitos de impurezas en las células.

Reaccione y tome medidas

Algún tiempo después, nuestro tejido conjuntivo da cuenta de los daños y observamos el descolgamiento de las nalgas, antes tersas, y del vientre, antes firme.

Las desagradables ondulaciones que sobresalen por encima de la piel dándole ese color mate y pálido no son más que el producto de los trastornos disfuncionales del tejido conjuntivo.

Todo nuestro organismo sufre las consecuencias y no nos sentimos bien.

Repercusiones en todo el organismo

Una vez se ha llegado a este punto, es necesario emprender la lucha contra la celulitis. Sería completamente erróneo intentar poner remedio «de golpe» a unas alteraciones fruto de la dejadez de mucho tiempo, e igualmente erróneo pretender eliminar la celulitis realizando un tipo de movimiento parcial. Sólo los ejercicios sistemáticos, lentos y el training conducen plenamente al éxito.

En el capítulo Gimnasia contra la celulitis (véase la página 43) encontrará las indicaciones necesarias para realizar sencillos ejercicios que puede ayudarle a mejorar el estado de su tejido conjuntivo.

Prevención y Autotratamiento

En las páginas anteriores hemos visto qué es la celulitis, como se origina, y cuales pueden ser las consecuencias que puede sufrir todo el organismo a causa de los trastornos producidos en el tejido conjuntivo.

Tú puedes hacer algo

A continuación, me gustaría dar, en primer lugar, algunos consejos que eviten la formación de la celulitis. Entre ellos, algunas sugerencias para esmerar la alimentación y que, conjuntamente con los remedios naturales y una serie de ejercicios apropiados, contribuirán favorablemente al control de la celulitis, así como a la normalización del metabolismo para que la piel vuelva a recobrar su tersura y suavidad.

Debemos prepararnos para proporcionar al cuerpo todas las atenciones que necesita. Con decisión y perseverancia se podrán conseguir unos resultados plenamente satisfactorios que servirán de suficiente estímulo como para mantener el cuerpo completamente sano en lo sucesivo.

Una alimentación idónea

Saborear la comida con calma

«Nada más sano para el cuerpo y el espíritu que la comida y la bebida». Todos hemos oído frases como ésta, pero pocos son los que se paran realmente a pensar en el significado que tienen. Antes de comer sin hambre y de forma irracional, deberíamos pararnos a pensar si el plato que tenemos delante es tan bueno para el cuerpo como para el paladar.

En esta época en la que todo son prisas no es fácil seguir una dieta de alimentación natural y consciente, seleccionada de forma razonable para ser degustada con calma.

Comemos demasiado, con prisas e irregularmente. Actuando así, lo que hacemos es obligar a nuestro metabolismo a compartir las consecuencias.

Reflexionemos un poco sobre lo que el cuerpo necesita para hacer frente a las exigencias que impone la vida cotidiana: una equilibrada mixtura de sustancias nutritivas, minerales y fibra tanto en forma líquida como sólida.

- las proteínas, grasas e hidratos de carbono son portadores de energía que aprovecha nuestro organismo para quemar y elaborar sustancias.

Principales sustancias nutritivas y de relleno

- las vitaminas, minerales y oligoelementos son absolutamente impresindibles por ser sustancias vigorizantes que nuestro cuerpo necesita para que el metabolismo se realice de un modo satisfactorio y para generar encimas y otras sustancias. Minerales y oligoelementos participan en la eliminación de agua y electrolitos, toman parte en el proceso de contracción osmótica de las células, en la tensión de músculos y nervios y en el mantenimiento del equilibrio basal de los ácidos.
- la fibra no se desintegra por eso son sustancias no digestivas que, sin embargo, constituyen la materia de relleno indispensable en el proceso de la digestión. Regulan las contracciones del estómago y los intestinos y facilitan las deposicones regulares.
- el agua es un factor imprescindible para la vida de los seres vivos, participa como medio de transporte, fuente y disolución de numerosas sustancias en los procesos bioquímicos y físicos de nuestro organismo.

Proteínas

Hasta hace algunos años se consideraba que las proteínas eran el componente primordial de la alimentación. Pero hoy los médicos y los especialistas en nutrición ya no piensan lo mismo. El automatismo y la técnica, además del coche que parece ser el medio de desplazamiento más querido, han propiciado que el cuerpo se haya desacostumbrado al esfuerzo por lo que necesita menos cantidad de energía.

Proteínas necesarias

De ahí que la cantidad de proteínas que se estipulaba antes, a razón de 1,0 hasta 1,2 gramos por día y kilo de peso ha dejado de ser válida. Hoy en día, los especialistas en nutrición recomiendan que los adultos no ingieran más de 0,8 g / kg = 56 g en una persona de 70 kg.

Muy perjudicial

Las investigaciones han demostrado que muchas de las enfermedades de nuestra civilización, como la arteriosclerosis, el infarto de miocardio y las paraplegias deben su origen, entre otras causas, a la ingestión de un exceso de proteínas ya que en los procesos metábolicos (abastecimiento y eliminación de proteínas del cuerpo) se forma nitrógeno que es filtrado por los riñones (eliminado) y hasta que finalmente se expulsa.

Cuando se ingieren demasiadas proteínas animales por seguir una dieta alimenticia rica en carnes, pescados y productos lácteos, los restos de estas sustancias que no han sido satisfactoriamente transformadas a lo largo del proceso metabólico se depositan en los vasos sanguíneos y en los tejidos.

Es posible que los seres humanos tiendan a alimentarse excesivamente de proteínas animales antes que de las vegetales, pero en ningún caso puede prescindir de las aportaciones vegetales.

Así, la comida diaria debe ser abundante en verduras, cereales, leche y productos lácteos, pero no en carnes y menos aún pescados.

Hidratos de carbono

Portadores de energía

Los hidratos de carbono son muy beneficiosos para nuestro organismo (sacáridos) tienen un alto contenido calórico, son portadores de energía y poseen muchas fibras cuya procedencia es casi exclusivamente vegetal. El cuerpo los absorbe muy rápidamente o son almacenados en forma de glucógeno (almidón) en el hígado o en el tejido muscular. Entre todas las sustancias que colaboran en el proceso metábolico, los hidratos de carbono son los más importantes porque ellos son los grandes portadores de sustancias energéticas.

La grasa escondida

Se componen de carbono, agua, y oxígeno y conducen a las diferentes conexiones aquellos hidratos de carbono más importantes como el almidón, la fructosa, la sacarosa y la lactosa. Durante la digestión la sangre absorbe estos azúcares se absorben desde el intestino delgado. El glucógeno almacenado en el hígado se utiliza para la elaboración de hidratos de carbono y para aportar energía a las celulas y los tejidos según las necesidades del organismo.

Los hidratos de carbono no aprovechables provienen de la fruta, verduras y de los cereales y resultan imprescindibles en el proceso digestivo porque...

- regulan las contracciones del intestino y con ello contribuyen a facilitar la digestión
- limpian el intestino y lo mantienen sano

Ácidos grasos

- sus efectos son inmediatos: una alimentación rica en fibra, y una buena masticación estimulan la producción general de ácidos gástricos
- regulan la sensación de saciedad
- absorben las sustancias nocivas y las conducen al exterior.

Grasas

Las grasas animales y las grasas vegetales, que el organismo transforma en ácidos grasos, son también portadores de energía de los nutrientes.

Tipos de ácidos grasos

Hay que distinguir entre los ácidos grasos *saturados*, los *simples no saturados* y los *múltiples no saturados*. Las grasas animales son ricas en ácidos grasos saturados y colesterina, mientras que las vegetales no tienen colesterina y son ricas en ácidos simples y compuestos no saturados.

Conviene que cada uno de estos tipos de grasas estén presentes a razón de 1/3 para el buen funcionamiento del organismo en general.

Esto quiere decir que para una alimentación equilibrada es tan importante consumir grasas animales (mantequilla, grasas lácteas) como vegetales (aceite prensados en frío). Pero piensen también que buena parte de la grasa que se debe consumir (entre 65 y 80 g para las personas adultas) se ingiere ya de forma solapada, por ejemplo, con carne, embutidos, quesos, chocolate, golosinas y dulces. Por eso se recomienda no sobrepasar el consumo —la mantequilla del pan, la nata con el café o la tarta, el aceite de las ensaladas— de 30 a 40 g diarios de grasa.

La sal

La sal de cocina, cloruro sódico, es un componente esencial de las sustancias minerales de nuestro cuerpo y desempeña —en relación con otros minerales— importantes funciones orgánicas.

Agua el mayor elemento integrante de nuestro cuerpo

Participa en la regulación de la presión arterial de los líquidos del cuerpo, en el equilibrio basal de los ácidos y en el contenido de agua de nuestro cuerpo. Por la capacidad que desarrolla de asimilar agua en los tejidos, el exceso de sal lleva consigo que las células absorban más agua de la que necesitan. Las consecuencias más directas del abuso de sal son un abdomen abultado, una sensación de pesadez en el abdomen, o bien unos pies hinchados (edemas).

La cantidad de sal recomendada para un adulto no debería sobrepasar los 2 o 3 g por día. No obstante se suele exceder esta cantidad cuando se añade sal a las comidas ya preparadas, lo que representa una sobrecarga para nuestro organismo en general y para los tejidos en particular.

Beber

Beber no sólo para combatir la sed

Nuestro cuerpo se compone de entre un 60 hasta un 75% de agua, la mayor parte —alrededor de un 40 por ciento del peso de nuestro cuerpo— se halla contenida en las células, y una pequeña parte —alrededor de un 10%— en el exterior de las células. Cada día expulsamos 2.500 ml de agua por los órganos excretores, esto significa que nuestro cuerpo debe tomar la misma cantidad de líquido, un total de 2 a 3 litros en forma de sustancias alimenticias y bebidas, para paliar la pérdida.

La ingestión de pocos líquidos significa, por ejemplo, para los riñones, una carga enorme, puesto que como órganos depuradores no pueden transportar todas las impurezas y las sustancias nocivas.

Es necesario adquirir el hábito de beber líquidos y no beber sólo cuando se tiene sed. Beba pequeñas cantidades de líquido a lo largo del día, agua mineral o tisanas a diferentes horas para acostumbrarse.

Líquidos y minerales compensadores

A la hora de elegir las bebibas, escoja aquellas que no contengan azúcar ni fructosa (véase la página 31). El alcohol y las bebidas ricas en cafeína, además del vino, cerveza, café, colas o el té negro no son los productos más indicados para combatir la sed. El consumo regular y desmedido de alcohol, pese a su parcial efecto de drenaje, es verdaderamente más perjudicial que beneficioso. Además, las bebidas alcohólicas son muy ricas en calorías y acentúan la sensación de hambre.

La leche entera tiene un alto contenido calórico (640 Kcal /litro) y por ese motivo no es un buen aliado para apagar la sed. Un vaso de leche de bajo contenido en grasas puede remplazar, en cuanto a contenido calórico, un pequeño piscolabis. Pero hay que recordar que no apagará su sed.

Atención a comer por comer

Lo más saludable es tomar agua mineral con bajo índice de sodio, tisanas y tés de frutas no azucarados y diluir agua mineral en los zumos de frutas y de verduras para hacerlos más ligeros.

Principales reglas de la alimentación

La condición esencial de una buena salud que estimule las capacidades conductoras pasa por una alimentación variada y rica en sustancias nutritivas que activen y mantengan satisfactoriamente las funciones vitales del organismo.

Una alimentación de alto contenido energético que, desde el punto de vista fisiológico, sea beneficiosa y resulte al mismo tiempo sabrosa al paladar y agradable a la vista, debe estar basada en alimentos de origen natural como los cereales completos, frutas y verduras, leche y productos lácteos, de los que más o menos la mitad sean sustancias frescas y naturales. La carne y los huevos desempeñan en la alimentación energética un papel de segundo orden.

La idea de una nutrición sana tal como se plantea aquí puede incorporarse facilmente en la vida cotidiana:

- no se debe comer por costumbre, sino sólo cuando se tiene hambre
- es preferible comer varias veces al día —en vez de tres grandes comidas—. Prepárese pequeños platos. Esto le servirá de ayuda para cambiar sus hábitos anteriores.

Sea un sibarita

- Coma menos grasa y productos alimentencios ricos en grasa
- No abuse de las proteínas animales
- Incluya los cereales en sus comidas y en su dieta
- No abuse de los dulces ni de las golosinas
- Dele gusto a su paladar con verduras, patatas y frutas
- Condimente las comidas con poca cantidad de sal, es preferible emplear hierbas frescas y especias
- procure que sus platos resulten apetecibles a la vista y al paladar

Una opción por la salud

Breve plan de alimentación

Haga 5 o 6 pequeñas comidas al día para ayudar a eliminar de su organismo las sustancias nocivas. Preste atención a los alimentos de su dieta.

- Un muesli con cereales tostados, fruta y leche aporta en el desayuno fibra, vitaminas y minerales. Satisface el apetito y estimula las funciones del organismo.
- A media mañana puede comerse una pieza de fruta, un yogur o un poco de queso fresco.
- Al mediodía empiece con una crujiente y fresca ensalada. Como plato fuerte puede tomar seitán con arroz integral.
- Por la tarde prepárese unas rebanadas de pan completo con queso fresco, tomates y pepinos o un panecillo con queso acompañado de verduras diferentes.
- Por la noche tome una pieza de fruta o un platito de verduras.

Por las mañanas como un rey...

Podrá encontrar ideas, consejos y recetas de platos rebosantes de energía en el libro Alternativa Vegetariana y en libros de cocina de la colección los libros de Integral (véase la página 75).

Productos alimenticios recomendados:
Toda tipo de verduras según la época del año, especialmente ortigas y hojas de diente de león, alcachofas, aguacates, espárragos; zumos de frutas como por ejemplo el de remolacha; frutas, cereales, arroz, patatas, productos que contengan cereales, leche descremada y productos lácteos.

El espejo de nuestras sensaciones

Productos alimenticios no recomendados:
Azúcar y productos de alto contenido en azúcares (mire en la etiqueta de los productos el contenido de azúcar), sal, especias picantes, embutidos, cualquier carne, en especial las carnes condimentadas y ahumadas, frutos secos, semillas, todos los platos ricos en grasa, fritos, pasta, pan blanco y quesos de hongos.

Respirar correctamente

Nuestra respiración está en estricta relación con el sistema nervioso-vegetativo y reacciona a cada impulso de nuestras sensaciones: felicidad o tristeza actúan diferente.

La época en que vivimos con sus inquietudes, sus presiones y aspiraciones cada vez mayores por el poder y la propiedad induce a una forma de vivir, que poco tiene que ver con la vida natural. Las presiones cotidianas no sólo influyen en nuestro cuerpo y nuestro estado espiritual y anímico sino también en la manera de respirar. Respiramos rápida y desacompasamente en la cavidad toráfica, es decir, el aire no fluye libremente proporcionando bienestar en todo nuestro cuerpo porque nos conformamos con servirnos de la parte superior y media de la cavidad pulmonar. Esto produce espasmos anémicos y musculares y un abastecimiento irregular de oxígeno tanto en las células como en todo el organismo: un círculo fatídico que debe romperse. Tenemos que aprender a repirar otra vez, a respirar correctamente, porque la respiración es un requisito previo al bienestar.

Puntos a tener en cuenta

Ejercicios sencillos de respiración

¿Qué posición adoptan sus pies?

Para facilitar que el aire llegue hasta el abdomen, les recomiendo los siguientes ejercicios de respiración que les explico a continuación.

Antes de empezar con los ejercicios, deben tener presente algunas cuestiones previas. Para más información pueden consultar el libro *Aprende a respirar* (véase la página 75).

- se debe inspirar el aire lentamente por la nariz, de esta manera las particulas de polvo pueden quedarse facilmente retenidas en los pelillos de la nariz.
- Cuando note que el aire ha llegado hasta el abdomen, suéltelo. Hágalo despacio, entreabriendo ligeramente los labios para que el aire salga cómodamente.

Contacto con el cuerpo

- Haga sus ejercicios al aire libre o con las ventanas abiertas.
- Realice los ejercicios regularmente y comprobará que, poco a poco, la respiración se irá volviendo más profunda sin tener que esforzarse para ello.
- Empiece con los ejercicios lentamente. Escoja dos o tres ejercicios que para empezar, deberá repitir dos veces, y que irá aumentando hasta llegar a cinco veces.
- Procure relajarse unos minutos al terminar los ejercicios y observe su respiración.

Ejercicios de respiración para hacer de pie

En la realización de estos ejercicios es muy importante mantener una posición correcta. Póngase en la posición que acostumbra sin forzar su cuerpo. Colóquese ante un espejo.

- Intente comprobar de qué manera sus pies toman contacto con el suelo —uniformemente, con toda la planta o más bien con las puntas, los bordes exteriores o el talón.

Respire relajadamente

Procure dejar caer su peso alternativamente sobre las puntas, el talón y los bordes exteriores, este ejercicio no sólo favorece el riego sanguíneo sino que, además, le permitirá encontrar enseguida la posición más idónea.

- Y sus rodillas... ¿están tensas?, ¿sufre calambres o por el contrario se mueven con soltura? Presione lentamente con los dedos sobre cada una de sus rodillas y suéltelas mientras intenta mover ligeramente las articulaciones. De esta forma no sólo se activarán las articulaciones de las rodillas sino también las articulaciones tibio-tarsianas y las de las caderas.

- ¿Y su espalda? Tiene una columna vertebral recta que se mueve libremente o está ligeramente inclinada hacia la pelvis?

Contraiga los músculos de la región de la pelvis y de las caderas con fuerza y vuelva a distenderlos lentamente. Repita estas contracciones y distensiones varias veces, enseguida notará como la tensión y la distensión le proporciona una agradable sensación de descanso.

Cual es la posición de sus hombros y su espalda.

- Sus hombros descansan firmemente sobre la columna vertebral? ¿Tienden a inclinarse hacia delante impidiendo la expansión de la cavidad torácica y respiratoria? ¿Se mueven sus brazos libremente?

Levante los brazos por encima de la cabeza, estirándose todo lo que pueda. Abra y cierre sus manos de acuerdo a estos movimientos, como si fuera usted una manzana que lentamente va cayéndose del árbol. Mire hacia sus manos. LLeve otra vez los brazos hacia al cuerpo, agítelos ligeramente o déjelos balancearse. Con ello sus hombros y la parte superior de su cuerpo se calentará y podrá moverse más fácilmente.

Mediante este «control de la posición», que se debe realizar siempre antes de empezar los ejercicios, usted establece contacto con el cuerpo, mientras se relaja y se activa todo su sistema muscular.

- Primer ejercicio:

Colóquese de pie con las piernas ligeramente abiertas y mantenga la cabeza suelta, los brazos caidos y relajados a ambas partes del cuerpo. Póngase de puntillas sin moverse de sitio (véase la página 38) y respire profundamente hasta notar que el aire llega hasta la cavidad abdominal. Al expulsar el aire vuelva lentamente a la posición inicial. Cuando haya realizado este ejercicio varias veces, advertirá que el movimiento y la respiración van al mismo ritmo.

- Segundo ejercicio:

Póngase derecho, con las piernas juntas procurando que las plantas de sus pies se apoyen por completo en el suelo. Levante la pierna derecha hacia delante todo lo que pueda, a medida que el aire penetre en sus pulmones. Suelte el aire lentamente al colocar de nuevo la pierna en la posición inicial. Vuelva a repetir este ejercio con la otra pierna y controle la respiración.

- Tercer ejercicio:

Separe lentamente las piernas procurando que sus rodillas estén sueltas y relajadas. Lévante los brazos lentamente por encima de la cabeza y respire profundamente. Al bajar los brazos, suelte el aire. Puede repetir este ejercicio tantas veces como crea conveniente.

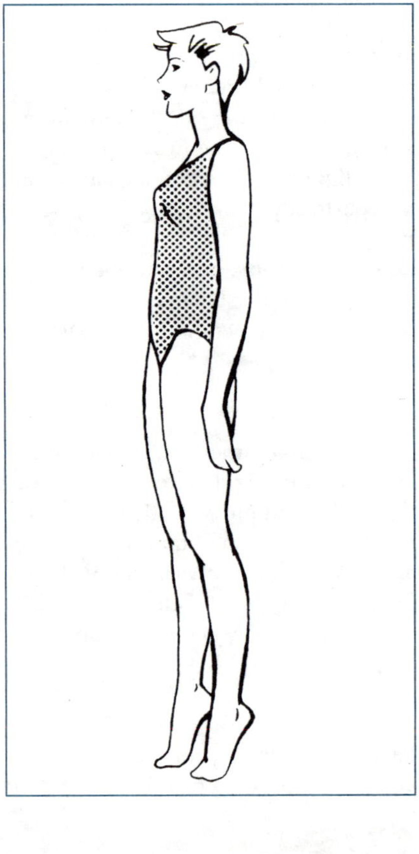

Ejercicio de respiración de pie: Déjese elevar al ritmo de la inspiración del aire que debe penetrar en la cavidad torácica y abdominal, sintiéndose más ligero y relajado.

Ejercicios de respiración para hacer de rodillas

Para la realización de este ejercicio colóquese de rodillas sobre una alfombra o un manta procurando que sus piernas y la parte superior de su cuerpo formen un ángulo recto (véase el dibujo de abajo).

- Primer ejercicio:

En posición de rodillas respire lenta y profundamente por la nariz y suelte el aire por la boca. Con ello notará que la cavidad abdominal aumenta y que recobra su posición normal al expulsar el aire.

- Segundo ejercicio:

En la misma posición de rodillas, levante la pierna derecha. Apoye, ahora, la mano izquierda sobre la pierna derecha levan-

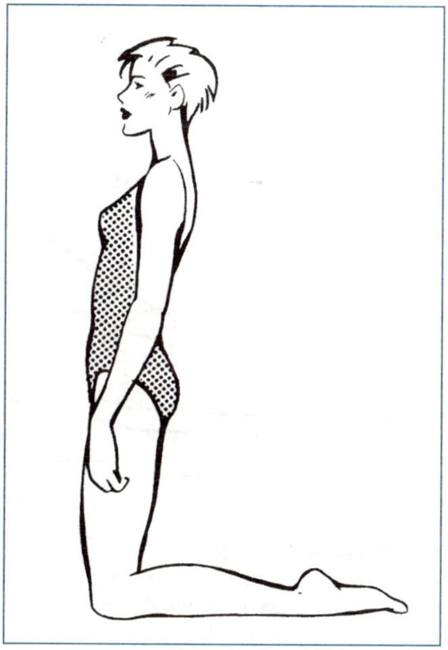

Ejercicios de respiración de rodillas: es muy importante establecer un buen contacto con el suelo, de esta forma los músculos de su abdomen se sueltan y se distienden sin esfuerzo, y ayudan a que el aire penetre por completo en todas las cavidades y se produzca una perfecta respiración.

tada, luego alce la mano derecha y la altura de los hombros llévela horizontalmente hacia atrás, respirando hondo. Dirija ahora la mano derecha hacia delante, la mano derecha hacia la mano izquierda apoyada en la rodilla derecha, incline la parte superior del cuerpo hacia delante y suelte el aire lentamente. Repita este ejercicio varias veces, alternando la posición de las piernas.

Ejercicios de respiración en el suelo

En esa posición debe procurar siempre que la región de la pelvis se mantenga relajada, la cabeza bien derecha, sin dejarla caer sobre la columna vertebral y procure no encoger los brazos ni los hombros.

- Primer ejercicio:

Doble las rodillas procurando que los pies descansen uno sobre el otro, apoye ligeramente las manos en las caderas. Mientras absorbe el aire, presione las caderas con las manos. Al soltar el aire procure que la cabeza se mantenga derecha y los hombros se mantengan sueltos.

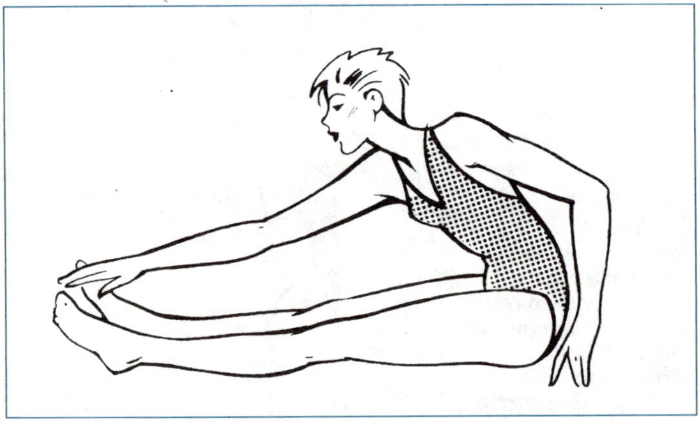

Ejercicio de respiración en el suelo: con una lenta inclinación de la superficie superior del cuerpo, la respiración se produce de una manera automática y el movimiento favorece la expansión de las cavidades respiratorias.

- Segundo ejercicio:

Colóquese en el suelo con las piernas levemente entreabiertas. Inclínese al soltar el aire alternativamente hacia la pierna izquierda y derecha, llevando al mismo tiempo la mano izquierda hacia la pierna derecha, y luego, la mano derecha hacia la pierna izquierda. Quizá pueda tocar con los dedos las puntas de sus pies (véase el dibujo de la página 40). Expulse el aire mientras se va poniendo de nuevo en pie.

Evite el sobreesfuerzo

Ejercicios para reforzar tejidos y músculos

Para reforzar el tejido conjuntivo, tensar los músculos y estimular el sistema linfático es imprescindible hacer ejercicio. No tiene ningún sentido someter al cuerpo a una severa actividad deportiva de modo repentino. Es muy posible que sus huesos, ligamentos y músculos, estén contraidos y se sientan fatigados. Por eso debe empezar acostumbrándolos de nuevo al movimiento haciendo ejercicio regularmente.

Evite el sobreesfuerzo pero no caiga tampoco en la ley del mínimo esfuerzo. Déjese estimular por estos consejos, y verá como en muy poco tiempo podrá ver los resultados.

Los efectos del ejercicio sistemático:

- se estimula el riego sanguíneo, se activa el metabolismo y se refuerza el sistema intravenoso y el linfático.
- las células y los tejidos están mejor abastecidas por las sustancias nutritivas.
- se acentúa la sensación de bienestar.
- se estimula la movilidad del cuerpo.

Presten atención a esto:

- ¿Padecen alguna enfermedad aguda?
- ¿Han sufrido alguna operación últimamente?
- ¿Padecen alguna enfermedad de corazón, sistema circulatorio o de los pulmones?
- ¿Tiene dolores en los ligamentos, huesos, músculos o padecen otro tipo de dolores?
- ¿Está embarazada?

- ¿Nunca ha practicado deporte o hace mucho tiempo que no lo practica?

En caso de contestar afirmativamente a una o varias de estas preguntas, deben acudir al médico para que le aconseje personalmente, antes de comenzar con estos ejercicios.

Nadar

Un deporte ideal

Nadar regularmente (al menos 2 veces a la semana) relaja y distiende los músculos, articulaciones y tendones, contribuye a mantener la firmeza del tejido conjuntivo, y se activa el riego sanguíneo y el sistema linfático regulando las funciones de depuración y de eliminación de sustancias nocivas del cuerpo.

Como en el resto de ejercicios es muy importante una respiración regular para completar el círculo del movimiento —por ejemplo al nadar estilo braza— inspire al extender sus brazos, procurando que toda la cavidad torácica se llene de aire, y suéltelo a medida que los va juntando otra vez.

En caso de que en la piscina disponga de masajes con agua a presión o con Whirlpool, no pierda la ocasión de servirse de ellos especialmente en la zonas más afectadas. Su tejido notará enseguida los efectos de un mayor riego sanguíneo y su piel se pondrá más tersa y suave. Algunas piscinas ofrecen cursillos de gimnasia en el agua.

Disfrute del aire libre

Después de nadar, tome una ducha con agua abundante para eliminar el cloro de la piel (el cloro reseca la piel y la vuelve rugosa y escamosa). Otra forma de activar la circulación es gracias a la ducha con agua fría-caliente, que debe terminar siempre con agua fría. Después póngase en todo el cuerpo una loción cremosa y rica en grasa.

Ir en bicicleta

La bicicleta que le va

Actualmente, montar en bicicleta se ha convertido en un deporte muy extendido. Hay bicicletas para todos los gustos desde las más antiguas hasta las más modernas que gozan de todos los adelantos de la técnica. En caso de que quiera comprarse una bicicleta déjese aconsejar por un vendedor para que éste pueda indicarle cual será la más apropiada para usted de acuerdo a su altura, su peso y sus necesidades. Será su garantía para comprobar que ha elegido verdaderamente «la suya».

Antes de salir, asegúrese de estar perfectamente sentado en el asiento, y pedalee ininterrumpidamente a una velocidad que le sea cómoda. De este modo estimulará su respiración y con ello mejorará el abastecimiento de óxigeno en la sangre. Los movimientos regulares de los pedales refuerzan el sistema conjuntivo de las piernas y de la zona de los glúteos.

Esquiar

También se puede practicar una actividad deportiva en invierno, todos sabemos que no hay un invierno frío, si nos abrigamos de forma conveniente para estar al aire libre. Motívese para practicar regularmente deporte también en invierno con la idea de lucir en verano una silueta esbelta.

Refuerza corazón y músculos

Si nuestro cuerpo no deja de trabajar en todo el año, ¿porqué no podemos colaborar con él durante el invierno?

El saludable y limpio aire de invierno y la necesidad de moverse más intensamente en el exterior para sentir calor son dos factores importantes para practicar este deporte. Se deja a elección el optar por el esquí de fondo y disfrutar con ello el paisaje invernal, o el esquí alpino.

Ejercicios de preparación

Tenga presente sin embargo que para la práctica de ambos deportes es importante realizar ejercicios preparatorios ya que los esfuerzos que representa tanto para el aparato circulatorio como para el cuerpo en general son cuantiosos. Diversas asociaciones e instituciones organizan cursillos de gimnasia adaptados a la práctica del esquí.

Gimnasia contra la celulitis

Para sus zonas problemáticas

Los ejercicios de movimientos de este tipo de gimnasia están especialmente orientados a estimular diversas zonas de su cuerpo, así podrá encontrar el ejercicio más adecuado para aquella zona en la que se presente una manifiesta celulitis. Todo lo que necesitan es una ropa cómoda, unas zapatillas para hacer gimnasia una manta o una fina esterilla. Para conseguir éxito en el tratamiento de la celulitis es recomendable realizar estos ejercicios durante 10 minutos dos veces cada día.

Ejercicios para el abdomen

- Primer ejercicio:

Estírese en en suelo boca abajo. Doble ahora las rodillas inténtando que estás formen un ángulo recto y trate de coger el tobillo izquierdo con la mano izquierda y con la mano derecha el tobillo derecho. Inclínese hacia delante y permanezca en esta posición unos segundos (véase el dibujo inferior).

Luego deje caer la parte superior del cuerpo y las piernas lentamente, relájese unos segundos y vuelva a repetir el ejercico entre 5 y 10 veces. No olvide respirar al ritmo de la tensión y distensión de sus músculos.

- Segundo ejercicio:

Estírese horizontalmente con la espalda en el suelo, los brazos junto al cuerpo. Levante lentamente su pierna, lo más arriba que pueda pero sin forzarse excesivamente, y deje caer otra vez la pierna en el suelo. En la realización de este ejercicio usted comprobará que los músculos del abdomen trabajan intensamente. Repita este ejercicio ocho veces.

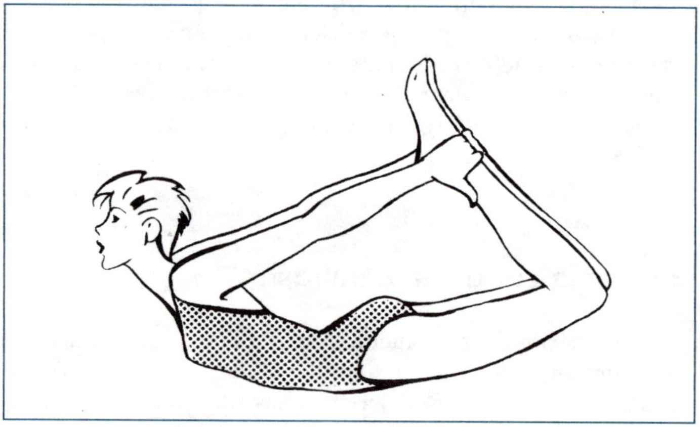

Ejercicio para reforzar los músculos del abdomen: Con ayuda de este ejercicio no sólo se activan los músculos del abdomen sino también los de las nalgas y glúteos. Levante la parte superior del cuerpo y las piernas lentamente y sin ejercer presión sobre el suelo. En poco tiempo realizará cada uno de estos ejercicios más facilmente.

- Tercer ejercicio:

Estírese horizontalmente con la espalda apoyada en el suelo, los brazos junto al cuerpo. Levante las piernas hasta formar un ángulo recto y luego abra y ciérrelas alternativamente. Haga este movimiento de siete hasta diez veces. Y luego descanse unos segundos para que sus músculos se relajen.

- Cuarto ejercicio:

Estírese con la espalda en el suelo, las manos entrelazadas a la altura del cuello. Doble ahora las rodillas de modo que formen un ángulo agudo, y levante lentamente un poco la cabeza y la parte superior del cuerpo. Respire acompasadamente, y permanezca unos segundos en esta posición (véase el dibujo inferior). Luego deje caer lentamente la cabeza y el cuerpo en el suelo, relájese y vuelva a repetir el ejercicio varias veces.

- Quinto ejercicio:

Siéntese con las piernas juntas en el suelo. Incline ahora sus brazos hacia delante o hacia un lateral, y levante ambas piernas ligeramente, al realizar este ejercicio, la parte superior del cuerpo tiende a irse hacia atrás (véase el dibujo de la página 46).

Repita el ejercicio varias veces, doblando alternativamente la pierna derecha y la izquierda y volviendo a estirarla sin tocar

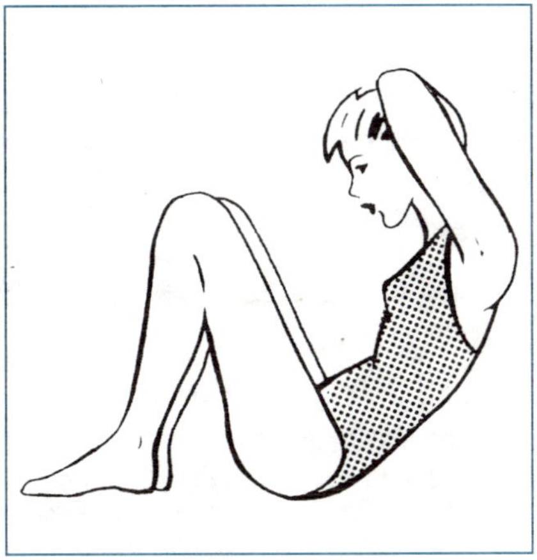

Ejercicio para los músculos abdominales: Si al principio no consigue mantener esta posición, puede, las primeras veces, estirar los brazos hacia delante lejos de la parte superior del cuerpo. Así su cuerpo podrá tomar impulso más facilmente.

nunca el suelo. Con este ejercicio los músculos de las piernas se refuerzan intensamente. Procure no contraer las piernas y respire en cada ocasión lenta y regularmente.

Después de cada ejercicio, respire y procure que se distiendan los músculos de sus brazos y piernas.

Ejercicios para las caderas, glúteos y nalgas

- Primer ejercicio:

Colóquese de lado, procurando mantener el cuerpo recto y las piernas juntas. Apoye uno de los antebrazos en el suelo de manera que forme un ángulo recto con el suelo —incorpore la parte superior del cuerpo— y el otro ligeramente sobre la parte el cuerpo que queda libre.

Ahora levante despacio la pierna superior todo lo que pueda y hágala descender también lentamente. Observará como los músculos de los glúteos se ponen en acción. Repita este ejercicio unas quince veces como mínimo. Cambie de lado, levantando y bajando la otra pierna (véase el dibujo de la página 47).

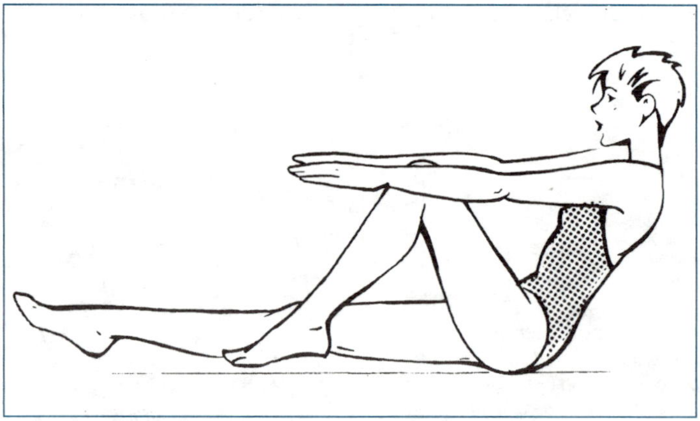

Ejercicio para los músculos del abdomen: Intente mantener el equilibrio con los brazos levantados y separados hacia delante y realizando con las piernas unos movimientos lentos y éxactos.

Este ejercicio, realizado regularmente, provoca un saludable reforzamiento de los músculos de los glúteos, ya que al levantar y descender cada una de las piernas, consecutivamente, mientras que la otra se mantiene quieta, el músculo adquiere resistencia.

- Segundo ejercicio:

Vuelva a colocarse de lado, en el suelo, con las piernas juntas. Levante la pierna que queda libre haciendo movimientos circulares de delante a atrás. Haga este ejercicio unas doce veces y cambie de pierna.

- Tercer ejercicio:

Colóquese de pie con las piernas ligeramente separadas, procurando que los pies se mantengan paralelos. Póngase de puntillas y doble las rodillas hasta conseguir que éstas formen un ángulo de 90 grados. Permanezca en esta posición unos segundos y estire lentamente las rodillas para volver a su posición inicial. Al realizar este ejercicio puede apoyarse ligeramente en una superficie lisa para mantener la columna vertebral recta. Repita este ejercicio de quince a veinte veces.

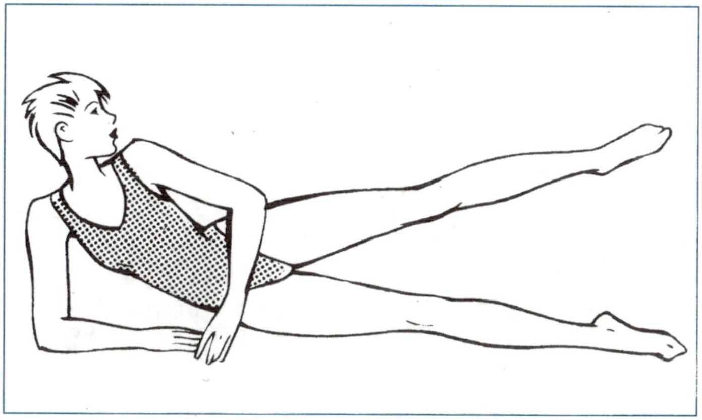

Ejercicio para las caderas, glúteos y nalgas: Apoye la parte superior del cuerpo en el brazo que descansa en el suelo y levante y descienda la pierna superior. Al realizar este ejercicio trabajan también los músculos de la espalda y las cervicales.

- Cuarto ejercicio:

Siéntese otra vez en el suelo con las piernas estiradas y ligeramente abiertas. Seguidamente, apoye las manos detrás, por la espalda, en el suelo. Levante, primero, una pierna de manera que el pie quede a la altura de la rodilla, más o menos, —observará, en este instante, una leve tensión en todos los músculos de las nalgas.

A continuación, gire el pie a derecha e izquierda varias veces consecutivas, manteniendo la pierna levantada. Después, distienda el pie y ponga la pierna en el suelo, hasta volver a la posición inicial. Ahora le toca el turno a la otra pierna; haga exactamente los mismos movimientos.

Repita este ejercicio unas quince veces más o menos y con regularidad, en cada una de las piernas.

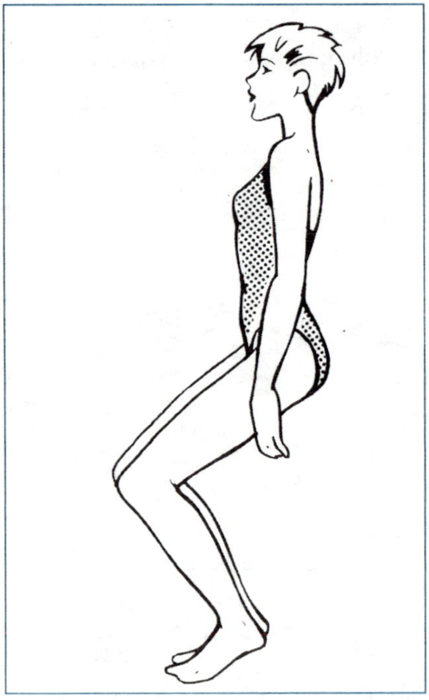

Ejercicio para las caderas, glúteos y nalgas: En la realización de este ejercicio es muy importante mantener la espalda completamente recta y que su efecto reconfortante se deje sentir en los músculos de las nalgas y glúteos.

- Quinto ejercicio:

Para las nalgas

Colóquese de pie. De un paso adelante con el pie derecho y deje descansar el peso de su cuerpo sobre la rodilla derecha. Luego, con el cuerpo inclinado hacia delante, tienda las manos hacia el suelo. Balancéese varias veces con todo su cuerpo hacia delante, volviendo, después, lentamente, a la posición inicial. Repita este ejercicio con las dos piernas, lentamente, unas quince veces aproximadamente.

- Sexto ejercicio:

De pie, y en posición lateral contra una pared de manera que una parte de su cuerpo tenga una superficie de apoyo, ponga la mano libre en la cintura y levante la pierna estirada hacia delante, y vuelva a bajarla —procurando dejar caer su peso en la parte de su cuerpo que se apoya en la pared.

Haga este ejercicio quince veces, cambie de posición y repita el mismo ejercicio con la otra pierna otras quince veces más, hasta completar la acción correctamente.

- Séptimo ejercicio:

Siéntese en una superficie elevada, por ejemplo en una mesa consistente o en el marmol de la cocina. Coloque una cesta algo pesada delante de usted; con el pie en el asa de la cesta. Levante la cesta con el pie derecho (el asa debe quedar por encima del pie) hasta que su pierna esté completamente estirada. Permanezca unos instantes en esta posición y descienda la pierna lentamente. Realice este ejercicio varias veces y repítalo con la otra pierna.

Curso de gimnasia

Estímulo, constancia y tenacidad

Si le parece más agradable practicar deporte en compañía, decídase por un curso de gimnasia. Muchos centros, escuelas y asociaciones ponen a su disposición cursos de gimnasia y actividades deportivas para todos los gustos.

De ese modo no sólo podrán realizar los ejercicios que se proponen aquí, sino que, además, podrá divertirse haciendo ejercicio con otras personas. Una manera más atrayente de incentivar el estímulo y la constancia que suele ser más productiva que hacer los ejercicios en casa.

No olvide que a la hora de hacer actividades deportivas es importante seguir atentamente las indicaciones, de la misma forma que se siguen atentamente los consejos del médico.

Bodybuilding

Otra posibilidad para mantenerse en forma es el bodybuilding para dar firmeza al tejido conjuntivo, reforzar los músculos y activar el aparato circulatorio. Hay muchos centros de bodybuilding que ofrecen diferentes programas de training de la mano de profesionales competente.

Programa especial de training

También hay centros especiales de bodybuilding femenino con programas que se orientan a resolver los problemas de una silueta deformada por el exceso de peso, y que proponen procedimientos muy interesantes, sobre todo orientados a combatir la celulitis mediante un curso especializado llamado «Slimgymnastik». Algunos centros cuentan, además de estos cursos, con solarium y sauna.

No obstante antes de inscribirse, deben satisfacer las siguientes preguntas:

- ¿Hay un programa de bodybuilding adaptado a mis problemas? ¿un profesor cualificado que supervise mis ejercicios?
- ¿Cuántas veces a la semana puedo practicar?
- ¿A cuánto ascienden los costes? ¿qué servicios incluyen?
- ¿Hay algún tipo de indemnización en caso de enfermedad?
- ¿Cuáles son las condiciones generales de inscripción?

Sauna

Esta forma de iniciativa a favor del bienestar para obtener un cuerpo sano quizá no tenga nada que ver con las concepciones más comunes del deporte y del ejercicio, pero, con todo, me permito recomendarle este verdadero placer.

Un sano placer

Es una manera sana y agradable de completar una jornada al aire libre esquiando, montando en bicicleta o de terminar sus ejercicios de gimnasia. ¿Le apetece la idea? Entonces pruebe por sí mismo. Tómese un par de horas libres, meta en una bolsa un albornoz, unas zapatillas de baño, una toalla mediana, una toalla de baño grande y una crema rica en grasa —y ya lo tiene todo preparado.

> En caso de padecer alguna enfermedad del aparato circulatorio o intravenoso, se debe tener mucho cuidado. Si su caso no es grave consulte a su médico sobre esta posibilidad.

Me gustaría indicarle, por el camino, algunas reglas que debe tener muy en cuenta antes de acudir a una sauna. Es importante que siga estos consejos si quiere sacar el máximo de rendimiento a su estancia en la sauna:

Reglas de la sauna

- Antes de meterse la primera vez en la cabina dúchese con agua caliente.
- Después, séquese cuidadosamente para facilitar la transpiración.
- En la cabina de aire caliente, no se siente en los bancos superiores, empiece desde abajo, y decida según su grado de bienestar, si es o no conveniente acceder a una zona donde la temperatura sea más elevada.
- No permanezca más de 8 hasta 15 minutos en la cabina — relájese ya sea sentado o estirado — aún cuando no transpire intensamente.
- Tras abandonar la cabina, salga al aire libre, relájese y respire profundamente. Es muy importante que no se enfríe .
- Según sus gustos puede optar por el bidón de agua fría o por ducharse con agua fría-caliente, alternando las corrientes y terminando siempre por el agua fría.
- Vuelva a secarse bien y envuelto en el albornoz relájese un rato en una sala.

Tras 20 o 30 minutos vuelva a la cabina. Acceda a ella dos o tres veces, y al terminar, póngase una buena dosis de crema en todo el cuerpo.

La transpiración y el agua fría-caliente estimulan el metabolismo, las impurezas, y sustancias nocivas se eliminan con la transpiración y usted se sentirá como nuevo.

Tratamiento con plantas curativas

La naturaleza de farmacia

Desde tiempos inmemoriales, la naturaleza siempre ha puesto a nuestra disposición una «gran farmacia». La plantas curativas fueron durante siglos los únicos remedios conocidos, y los experimentos de entonces se han ido transmitiendo de generación en generación. Actualmente las sustancias de las que se componen estas plantas y los efectos que producen se siguen investigando. Se sabe que el efecto primordial es producto de su funcionamiento, combinado con las sustancias que componen las plantas.

Los remedios naturales a base de plantas son utilizados en la medicina actual. Todos los días se preescriben y se emplean con éxito en forma de tisanas, zumos; o como compuestos de ungüentos, tinturas, baños y friegas.

Para combatir las molestias cotidianas como las pequeñas infecciones, los cálculos renales, y los dolores de estómago o intestinales, las plantas naturales actúan favorablemente en el organismo. Su efecto calmante, anti-inflamatorio, tranquilizante o revitalizante hace muchas veces innecesario el uso de otro tipo de remedios más enérgicos.

Tisanas

Para el tratamiento de la celulitis existe un conjunto de plantas que resultan extremamente beneficiosas por el efecto estimulante y depurador que tienen las sustancias que las componen. Vale la pena nombrar, aunque sea brevemente, algunas de estas plantas:

- aceites etéricos: se encuentran en las plantas en diferentes niveles de concentración. Son muy importantes en la curación por vías naturales por su efecto desinfectante, anti-inflamatorio, anti-espasmódico y depurador (véase la página 57)
- sustancias amargas: regulan la secreción de ácidos gástricos y activan el riego sanguíneo.
- flavonoide: entre otros efectos beneficiosos es un antiespasmódico que actúa en el tubo digestivo.

Componentes y efectos

- Ácidos de silicio: se encuentran en las familias de las plantas equitáceas, en las rutáceas y en las gramíneas. El silicio está presente en nuestro organismo, es un componente del tejido conjuntivo de la piel, uñas y cabello. La base de ácidos de silicio ayuda a combatir la carencia de este mineral, se toma en forma de tisana y procura una notable mejoría.

- saponinas: son plantas glucósidas y componentes de algunas tisanas. Resultan muy favorables en el tratamiento de edemas por su efecto anti-inflamatorio y depurador.

Administración interna

- *Tisana de ortigas*

Contra la retención de líquidos en el tejido conjuntivo y trastornos en el metabolismo; tiene un efecto estimulante, activa las defensas y es un depurador de impurezas.

Es importante seguir la cura regularmente

Preparación y administración: Añadir 1 cucharada de postre de hojas de ortigas a 1/4 de litro de agua hirviendo. Dejar reposar 10 minutos y colar.

Tomar dos tazas al día.

- *Tisana de diente de león*

Contra la celulitis, la flaccidez del tejido conjuntivo y la retención de líquido en los tejidos; estimulante del metabolismo y depurador.

Preparación y administración: Añadir de 1 a 2 cucharadas de postre colmadas de hojas cortadas de diente de león, dejar hervir 1 minuto y colar.

Tomar despacio de una a dos tazas diarias.

- *Tisana de aquiseto*

Contra la flaccidez del tejido conjuntivo, celulitis; refuerza el tejido conjuntivo, depurador.

Movilizador de agua, depurador

Preparación y administración: de 1 a 2 cucharadas de postre de hierbas de equiseto en agua hirviendo o con agua fría. En el primer caso colar las hierbas después de media hora y en el segundo caso, colar después de que las hierbas hayan reposado unas 12 horas.

Beber diariamente tres tazas de tisana.

- *Tisana con hojas de abedul*

Contra trastornos del metabolismo, retención de líquidos en los tejidos: estimulante y depurador.

Hojas de abedul 20 g.
Hojas de ciruelo 10 g.
Hierbas de alcachofa 10 g.
Hojas de flores de caléndula 10 g.
Hojas de ortigas 10 g.

Preparación y administración: 2 cucharadas de postre de esta mezcla en 1/4 de litro de agua, dejar reposar 10 minutos y, después, colar.

Tomar despacio dos tazas todos los días.

- *Tisana mezclada con corazoncilla (o hipórico)*

Para las molestias características de la menopausia: sofocos, sudores nocturnos, depresiones, nerviosismo, migrañas; tiene un efecto calmante, antiespasmódico, analgésico.

Dolores y estados de inquietud

Corazoncilla 20 g.
Alquimila 20 g.
Lúpulo 10 g.

Preparación y administración: 1 cucharada de postre colmada con la mezcla de estas hierbas uberbruhen, dejar reposar 10 minutos, y colar.

Tomar despacio dos o tres tazas al día.

Aplicación externa

Baños, vendajes y cataplasmas

Entre las medidas activas para combatir la celulitis, que no se han abordado todavía, destacan los baños completos o parciales, las cataplasmas y los vendajes a base de plantas curativas cuyos efectos calmante, estimulante o vivificante completan este tratamiento. Las sustancias activas de los componentes de las plantas son absorbidas por la piel del cuerpo, o cuando no, inhaladas por las mucosas y transportadas por todo el cuerpo. El contacto con estas sustancias por esta vía aporta una sensación de bienestar y de alegría interna.

> Preste atención: en caso de que su sistema circulatorio o vasos sanguíneos estén debilitados o padezca enfermedades agudas, consulte necesariamente con su médico antes de emprender estas medidas para activar la circulación.

- *Baño de hiedra*

Contra la flaccidez del tejido conjuntivo, celulitis, transtornos circulatorios. El baño es depurador, estimulador del metabolismo, y estira la piel.

Preparación y dosis:

Para un baño completo 4 cucharadas de postre de hojas de hiedra, para un baño parcial 2 cucharadas de postre de hojas de hiedra que se pondrán a hervir en un recipiente. Deje reposar la infusión 20 minutos y remueva de vez en cuando. Cuele la infusión y añádala al agua del baño.

Temperatura del baño: 35 a 39 grados

Duración del baño: 10 a 15 minutos, manténgase relajado al terminar.

- *Baño de algas*

Contra la celulitis; depurador, regulador de la circulación, estimulante del metabolismo, y estira la piel. Las algas son muy ricas en aminoácidos, minerales, oligóelementos y vitaminas.
Su empleo regula el organismo

Preparación y dosis:

Para un baño completo ponga 4 cucharadas de postre de algas pardas (algas nudosas, algas dáctiles, algas abolsadas) para un baño parcial sólo 2 cucharadas de algas pardas en un recipiente con agua hirviendo y deje reposar la infusión 20 minutos. Cuele la infusión y añádala al agua del baño.

Su empleo regula el organismo

Temperatura del baño: 35 a 39 grados

Duración del baño: 10 a 15 minutos

Después del baño dúchese con agua fría y procure permanecer muy relajado.

- *Cataplasma caliente con flores de heno*

Contra los trastornos del metabolismo y del sistema circulatorio, flaccidez del tejido conjuntivo; tiene efectos depuradores, estimula la circulación, activa el metabolismo y mejora la elasticidad del tejido conjuntivo.

Preparación y dosis:

LLene una bolsa de lino grueso con unos 100 g de flores de heno del campo con semillas y flores, y llévesela a casa. También puede comprar una bolsa ya preparada en la farmacia.

Ponga la bolsa en una cazuela grande con agua hirviendo. Tápela y déjela reposar 15 minutos. Coloque la bolsa entre dos tablillas para que suelte el agua y aplíquela lo más caliente que pueda (al menos a unos 40 grados) en la zona afectada tapándola después con una toalla. Permanezca así envuelta en una toalla, sin moverse y relajada durante una hora o una hora y media.

- *Tratamiento a base de ungüento con flores de heno*

Contra trastornos circulatorios, molestias en las venas, varices; estimula la circulación sanguínea, antiespasmódico, depurador.

Antiespasmódico

Preparación y aplicación:

Hierva 50 g de flores de heno en 1/4 de litro de agua y deje reposar la infusión 20 minutos. Cuele la infusión y déjela enfriar. Con las hierbas que han quedado, aparte prepare una cataplasma fría que se colocará cuidadosamente sobre la superficie afectada y se envolverá con una toalla unos 20 o 30 minutos.

Una vez terminado el efecto de la cataplasma (véase la página 61) dar un leve masaje, muy suave, sobre la piel.

- *Masaje para estimular el flujo linfático*

Masaje para estimular el flujo linfático

Del mismo modo que se estimulaba la presión del drenaje linfático (véase la página 70) puede usted también activar el flujo linfático con un suave masaje, bombeando siempre en dirección a las vías linfáticas. Este efecto de bombeo puede conseguirlo colocando su mano (justo por encima de la rodilla) en una de las nalgas de manera que el pulgar quede en la parte interior y los demás dedos en la parte exterior. Dé un ligero masaje avanzando con movimientos circulares en dirección a las ingles, así disminuye, al avanzar, la presión en la mitad del movimiento circular, mientras que al retroceder, disminuye en la segunda mitad.

Siga siempre la dirección de los ganglios de los linfos —en las nalgas desde la rodilla hasta la ingle, en los glúteos, desde el principio de la columna vertebral hasta las caderas, y en el abdomen desde el ombligo hasta las ingles.

Ayuda de masajes

Si el masaje con las manos le supone mucho esfuerzo, diríjase a un buen masajista cualificado. Puede utilizar cepillos de cerda de cabra o de cerdo, de cerdas sintéticas más o menos gruesas y redondeadas en las puntas, rodillos con agujas de oro o plata, o esponjas ásperas de legítimo origen natural.

Aromaterapia

El efecto de la esencia de las plantas

La aromaterapia es un método de curación muy beneficioso cuyos efectos se obtienen de los aceites etéreos que contienen las plantas. Estos aceites o esencias de las plantas provienen de la destilación o de la extracción (en forma de solución) de flores, hierbas, hojas y frutos en los que se concentran las sustancias activas. Las hierbas curativas-esencias tienen una composición parecida a la de las hormonas. Las minúsculas moléculas que las integran poseen una estructura propia de cada una de estas plantas. El efecto característico de cada una de las esencias en los seres humanos está estrictamente vinculado a esta estructura molecular. El ejemplo de la menta será suficientemente ilustrativo para explicar esta efectividad: En esta planta el flujo del jugo es muy intenso; esta propiedad es absorbida en su esencia de forma que puede ser de nuevo trasmitida a nuestro cuerpo mediante friegas. El flujo del jugo en nuestro cuerpo estimula —la afluencia de agua en el tejido conjuntivo, el fluido de los línfos, la formación de jugo gástricos en el estómago, intestino delgado, vesícula, y páncreas—. La beneficiosa propiedad de la hoja de menta se extiende a los músculos y a los vasos sanguíneos de los intestinos.

En el organismo humano, la inhalación o la aplicación de estas esencias sobre la superficie de la piel genera cambios en el metabolismo y en la musculatura que no depende de nuestra voluntad (músculos de los vasos sanguíneos).

Tener en cuenta antes de empezar

Olor: Confíe en su sensibilidad

- El aceite aromático más adecuado para usted lo puede elegir espontaneamente según su sensibilidad. Pregunte en la tienda naturista, en la farmacia o en la droguería sobre la posibilidad de oler los aromas de los aceites. El aroma que más sensaciones le produzca ese será «su» aroma —puede confiar en su eficacia —. Compre sólo esencias aromáticas de primera calidad.
- No aplique las esencias puras directamente sobre la superficie de la piel —sobre todo en las mucosas o cerca de los ojos— ya que pueden originar quemaduras o lesiones.
- Respete las dosis que se especifican en los prospectos.

- No mezclen nunca más de tres esencias diferentes en un sólo preparado.
- Conserve las esencias en una botella oscura y en un lugar freco y seco.
- No deje las esencias al alcance de los niños.
- Según la sustancia, los aceites aromáticos no deben conservarse más de dos años.
- Zonas del cuerpo donde estos aceites aromáticos pueden aplicarse:

Atención a esto

— Para celulitis: limón, enebro, ciprés, naranja, romero, bergamota, madera de cedro, madera de sándalo.
— Para flaccidez del tejido conjuntivo: limón, enebro, naranja, pomelo.
— Para obturaciones linfáticas: limón, enebro, alcanfor, ajo, tomillo, ciprés.

Administración interna

Para tomar

Para la ingestión de aceites aromáticos prepare una mezcla con el aceite de limón, naranja y ajo. Su efecto es depurador y estimulante para el metabolismo.

Preparación y administración:

Una taza diaria de una gota de cada una de estas esencias mezcladas con un poco de miel, disuelta en agua caliente. Beba despacio. También se puede poner sobre una rebanada de pan y masticarlo despacio.

Aplicación externa

Componente del baño

Dosis para un baño total o parcial: para que la esencia se mezcle totalmente con el agua, ponga de 5 a 10 gotas de aceites aromáticos con una cucharada grande de miel o crema de queso fresco como emulgante natural y añada esta mezcla al agua caliente del baño.

Tenga presente que algunos tratamientos curativos podrían ser perjudiciales en caso de padecer enfermedades de corazón, del sistema circulatorio o de los vasos sanguíneos. Antes de tomar un baño curativo de estas cárecteristicas consulte con su médico.

A continuación paso a exponer una serie de recetas para la preparación de baños, especialmente orientados al tratamiento de la celulitis y que, administrados en forma de masaje, refuerzan los efectos de sus diferentes componentes.

Mejora la circulación sanguínea

- *Baño de esencias de castañas silvestres (o de Indias)*

Para mejorar la circulación, estimular el metabolismo y contribuir a la eliminación de impurezas. Necesita:

100 g de castañas silvestres
200 ml de agua
2 cucharadas grandes de miel
6 o 7 gotas de aceite etéreo de castañas silvestres

Prepárelo así:

Haga unos cortes en las castañas silvestres. Ponga las castañas en agua caliente, déjelas hervir 10 minutos y escúrralas, quíteles la cáscara y vuelva a hervirlas 20 minutos más hasta que estén blandas. Cuando se enfríen, córtelas.

Mezcle las castañas con la miel y con el aceite etéreo y añada la solución al agua del baño.

Sugerencia: si lo prefiere puede preparar esta mezcla a base de castañas silvestres con antelación y mantenerla un semana en el refrigerador.

Para piel seca

- *Baño de Tomillo*

Estimula el metabolismo y el flujo linfático, elimina las impurezas y proporciona humedad a la piel.

Necesita: 50 g de flores de caléndula
1/2 litro de agua hervida
2 cucharadas grandes de miel
6 a 8 gotas de aceite etéreo de tomillo
cucharada grande de sal marina (Condimente según sus preferencias y recuerde que la sal contribuye a mejorar la circulación).

Prepárelo así:

Después de hervir las flores de caléndula, déjelas reposar 20 minutos. Una vez haya colado la infusión, y esta se haya enfriado ligeramente, añada los demás ingredientes y ponga la solución en el agua del baño.

• *Masaje con aceite de sésamo*
Estira la piel y le devuelve flexibilidad.
Necesita:
50 ml de aceite de sésamo
30 ml de aceite de germen de trigo
5 gotas de de aceite etéreo de limón
5 gotas de aceite etéreo de pomelo

Prepárelo así:

Para mantener la piel más bella

Mezcle bien todos los ingredientes e introdúzcalos en una botella oscura para su conservación. El aceite para masajes puede mantenerse varias semanas en el refrigerador.

• *Aceite de árnica y naranja*
Estimula el metabolismo y cuida la piel.
Necesita:
1 cucharada grande de flores secas de árnica.
100 ml de aceite de oliva
100 ml de aceite de aguacate
10 gotas de aceite etéreo de naranja

Prepárelo así:
Ponga las flores de árnica en un recipiente ancho y oscuro, añada el aceite de oliva y, una vez cerrado, deposítelo en un lugar cálido; agite la mezcla 1 vez al día.

Después de 2 o 3 semanas colar y filtrar el aceite y mezclarlo con el aceite de aguacate y el aceite etéreo. Introduzca el líquido en una botella oscura, preservándolo de la luz, y colóquelo en un lugar fresco, de esta forma se mantiene en óptimas condiciones durante varias semanas.

• *Aceite de hiedra*

Óptima función metabólica

Favorece la circulación de la sangre, estimula el metabolismo y los órganos depuradores.
Necesita:
30 g de hojas de hiedra secas
100 ml de aceite de jojoba
100 ml de aceite de flores de naranja
10 gotas de aceite etéreo (limón, bergamota o romero)

Prepárelo así:

Ponga las hojas de hiedra en un recipiente ancho y oscuro, añada el aceite de jojoba por encima. Una vez haya cerrado el recipiente con la mezcla, depositela en un lugar cálido; mueva ligeramente 1 vez al día.

Para heridas e inflamaciones

Después de 3 semanas cuele y filtre el aceite, mézclelo con el aceite de flores de naranja y el aceite etéreo. Envaselo en una botella oscura y consérvelo en un lugar fresco, de esta forma el aceite se mantiene en óptimas condiciones durante varias semanas.

Consejo: para la obtención de un aceite claro y sin residuos de hojas, se recomienda filtrar el aceite con un filtro de café.

Ungüentos curativos

Los ungüentos curativos son pomadas y geles que se pueden aplicar en heridas, inflamaciones u otras afecciones de la piel; actúan de forma curativa gracias a sus componentes activos. Son muy beneficiosos para evitar molestias y enfermedades de tipo muscular, articulaciones, huesos, tejidos, por los efectos curativos que ejercen sus componentes a través de la piel.

Ungüentos curativos de la famacia

En la farmacia puede adquirir ungüentos curativos de efecto calmante y curativo para el alivio de las molestias producidas por la circulación sanguínea, acumulación de agua en las piernas e inflamaciones de los vasos sanguíneos.

Importante

Para piernas sanas

Observación: tenga presente que los ungüentos curativos son medicamentos; consulte con su médico la posibilidad de aplicar ungüentos curativos en la zona afectada.

- Ungüento de varicilo

Se aplica para combatir las molestias producidas por la circulación venosa en las piernas, tromboflebitis; estira y fortalece los vasos y estimula la circulación sanguínea.

- *Gel Venoruton*
  Para flebitis, varices o molestias a causa de una deficiencia venosa; tiene un efecto regulador de las enfermedades venosas.

- *Ungüento de caléndula*
  Para la flaccidez del tejido conjuntivo, congestión venosa, varices; actúa estimulando el metabolismo, fomenta la circulación sanguínea, inhibe las inflamaciones.

Ungüentos curativos

Usted mismo puede preparar ungüentos curativos que estimulan el metabolismo y ayudan a combatir la celulitis, pero este procedimiento requiere tiempo y paciencia. Los materiales que se necesitan para ello o ya se encuentran en su mayoría en su propia casa. Los recipientes para la conservación de los mismos podrá adquirirlos en un establecimiento de objetos domésticos.

Si dispone de tiempo

1 balanza con indicador de gramos para pbtener un peso exacto de los ingredientes
2 fuentes de porcelana
1 cacerola grande y ancha
1 batidor manual pequeño
1 cuchara para remover
2 vasos de medida
1 cuchara de medida
1 termómetro resistente la calor
Recipientes para la conservación y
etiquetas adhesivas

Sustancias naturales

Antes de empezar a preparar los ungüentos, lea la descripción para el uso de los componentes que va a utilizar:

- Gel de aloe-vera, se obtiene de las hojas de estos lirios vegetales. Actúa disminuyendo la inflamación, desinfecta y estira la piel.
- Cera de abeja, se puede obtener en materia prima amarilla (sin blanquear) o blanca (blanqueada) en cualquier establecimiento especializado. Funde a una temperatura de 60 a 70 grados y posee un suave efecto emulsionante.
- Fluidlecitin BE es un emulsionante que une la grasa y el agua.
- Jalea Real (jugo de la abeja reina). Es el alimento de las abejas reinas, el más rico en vitaminas. Además su riqueza vitamínica

contiene áccido pantoteno y biotina, se dice que tiene la propiedad de regenerar la piel.

• Aceite de jojoba, es una cera líquida que no se pone rancia. Contiene vitamina E y deja la piel suave y lisa.

Para la eliminación de impurezas y para mantener firme el tejido conjuntivo

• Manteca de cacao, es una grasa extraida del grano de cacao. Funde a una temperatura de 32 grados, aproximadamente. La manteca de cacao se utiliza en la producción de ungüentos para dar consistencia; deja la piel flexible.

• Anhídrido de lanolina, es una cera que se obtiene de la lana, exenta de agua, y se utiliza como sustancia de base para hacer ungüentos.

• Agua de rosas, su sustancia olorosa natural se extrae de los pétalos de rosa, por medio de una destilación de vapor de agua. Es saludable para la piel.

Recetas

• *Ungüento de aguacate*

Elimina impurezas y fortalece el tejido.

Necesita:

20 g de anhidrido de lanolina

30 g de cera de abeja

60 ml de agua de flor de naranja (hazahar)

100 ml de aceite de aguacate 5 gotas de aceite etéreo de alcanfor o de tomillo.

Prepárelo así:

Para la obtención de la de grasa calentar la lanolina, la cera de abeja y el aceite a 65 grados y dejar fundir al baño maría. Calentar el agua de flores de naranja en otro recipiente a la misma temperatura y seguidamente, sin dejar de remover constantemente, mezclarlo con la grasa obtenida. Retirar el recipiente con la mezcla del fuego y remover hasta que la temperatura haya descendido a 40 grados. Añadir el aceite etéreo y envasar el ungüento en el recipiente que se haya dispuesto para ello. Escribir en la etiqueta adhesiva el nombre del mismo y la fecha de su elaboración. El ungüento puede conservarse algunas semanas en el refrigerador.

y para la firmeza de la piel

• *Ungüento de jalea real*

Para la celulitis y el descolgamiento del tejido conjuntivo.

Necesita:
15 g anhídrido de lanolina
5 g de cera de abeja
5 g de manteca de cacao
20 g de germen de trigo
30 ml de agua de rosas
5 g de polvo de jalea real
10 ml de gel de aloe-vera
2 gotas de aceite etéreo de sándalo o de limón

Prepárelo así:

Para obtener la grasa, calentar la lanolina, la cera de abeja, la manteca de cacao y el aceite de germen de trigo a una temperatura de 65 grados y dejar fundir al baño maría . En un segundo, recipiente calentar a la misma temperatura el agua de rosas y añadirla a la grasa obtenida sin dejar de remover cuidadosamente. Retirar la mezcla del fuego y remover constantemente hasta que la temperatura haya descendido a 45 grados. Una vez se hayan mezclado el polvo de jalea real y el gel de aloe-vera, se añaden a los demás componentes. Envasar en un recipiente dispuesto para ello y pegar la etiqueta adhesiva con el nombre del ungüento y la fecha de elaboración. Este ungüento se conserva en el refrigerador aproximadamente durante 2 semanas.

Favorece la circulación

- *Ungüento de romero*

Estimula la circulación, fortalece el tejido conjuntivo, actúa favorablemente contra la celulitis.

Necesita:
2 cucharadas pequeñas de hojas secas de romero
50 ml de agua hervida
6 g de manteca de cacao
5 g de ácido de estearina
30 ml de aceite de jojoba

Prepárelo así:

Poner las hojas de romero en un recipiente con agua y hervir; dejar reposar tapado durante 20 minutos, después colar y filtrar. Para obtener la fase de grasa, calentar a 60 grados la cera de abeja, la manteca de cacao y el ácido de estearina. Mezclar 30 ml de la infusión a la misma temperatura con los componentes de la grasa obtenida, sin dejar de remover cuidadosamente. Retirar el preparado del fuego y remover hasta que haya descendido la temperatura, a continuación envasar en un recipiente dispuesto para ello. El ungüento puede conservarse en el refrigerador durante 3 semanas.

Método Kneip

Consejo: si usted no quiere ungüentos de componentes químicos y tampoco dispone de tiempo para prepararlos usted mismo, le aconsejamos que utilice preparados de cosmética natural. Hoy en día existen firmas de cosmética que ofrecen productos corporales para la celulitis elaborados con una base natural.

Masajes con cepillos ásperos

La utilización de cepillos ásperos para masajes, según el método natural de curación del Schatz Kneippscher, resulta un tratamiento muy activo para combatir la celulitis. El masaje favorece el metabolismo de la piel y la circulación sanguínea, estimula el transporte hacia el exterior de impurezas, sustancias tóxicas de la piel y del tejido conjuntivo.

Observación: tenga en cuenta que si usted padece enfermedades venosas, como por ejemplo varices, deberá consultar con su médico sobre la utilización de cepillos ásperos para masajes.

Prepárelo así:

Utilice un cepillo de fibra natural no demasiado duro; efectúe un masaje por bandas en sentido vertical empezando por la parte exterior de sus pies —empezar por la derecha— , y subiendo por las piernas, los muslos y por las nalgas llevando el cepillo desde el lado interior hacia los glúteos. A continuación comience de nuevo por el lado de la derecha, primero por la parte exterior y luego por la interior de los brazos, desde la punta de los dedos hasta los hombros, después efectúe un masaje circular (siguiendo el sentido de las agujas del reloj).

Lo más importante es comenzar lejos del corazón e intesificar ligeramente la presión al irse acercando a éste.

La homeopatía como terapia

La homeopatía es un método de curación por el cual una enfermedad se trata con pequeñas dosis de sustancias curativas naturales que, de ser administradas en grandes cantidades, provocarían esa misma enfermedad.

Ya Hipócrates (aprox. 460-375 a.C.) y Paracelso (1493-1551), reconocieron la posibilidad de que lo que hace enfermar a una presona también puede curarla. El significado de la premisa de este procedimiento ha sido explicado por el médico y fundador de la homeopatía Doctor Samuel Hahnemann (1755-1843) mediante su ley de la semejanza «similia similibus curentur», (lo semejante se cura con lo semejante). A lo largo de las numerosas pruebas que realizó consigo mismo obtuvo una y otra vez la confirmación del principio terapeútico de la homeopatía, según el cual no se combaten los síntomas sino la causa de la enfermedad misma, mediante la activación de las fuerzas de curación inherentes del organismo (véase bibliografía, página 75). Hoy en día los métodos de tratamiento homeopáticos cuentan cada día con un mayor número de discípulos —muchas personas cuyas enfermedades eran tratadas sin ningún éxito han visto en la homeopatía nuevas posibilidades curativas.

Ley de semejanza

Complemento para el tratamiento médico escolar

Cada vez son más los médicos que encuentran en la medicina homeopática un complemento para sus tratamientos médicos tradicionales para la curación de enfermedades y para aliviar los dolores.

Medicamentos con pocos efectos secundarios

Los medicamentos homeopáticos tienen la ventaja, respecto a los medicamentos de fabricación química, de la escasez de efectos secundarios. Cuando una enfermedad puede curarse con ayuda de sustancias naturales tanto menor es el riesgo de efectos secundarios. Los remedios homeopáticos pueden contribuir, además, en el proceso de curación de enfermedades agudas, que requieren tratamiento con los medicamentos de la medicina tradicional.

Sustancias de origen

En la elaboración de remedios homeopáticos se emplean exclusivamente sustancias naturales —raíces, flores, hojas, cortezas, minerales y componentes animales.

Los estractos (sustancias de origen) obtenidos de las sustancias naturales pasan, tras varios niveles de preparación, por un proceso de transformación hasta que se extrae, casi en su totalidad, la sustancia del componente de partida.

A este proceso de transformación, en la que se diluye una sustancia de la tintura de origen, se le llama también «potenciación». Para ello, se toma 1 gota de la tintura de origen mezclado con 9 gotas de un disolvente (potenciación D 1); si se toma 1 gota de esta mezcla y se añade a 9 gotas de disolvente (potenciación D 2) y se continúa con este procedimiento de forma puramente aritmética, se puede constatar que, en un preparado con una potenciación D 12, no encotraremos proporción alguna de la sustancia de origen. La importancia del efecto de los preparados homeopáticos no consiste en la aportación de sustancias curativas o tóxicas, sino en la transferencia de energía e información que provoca la reacción de la fuerza curativa en nuestro organismo, mediante la propiedad natural de la sustancia de origen.

Potenciación

Estímulo de las fuerzas curativas propias

Si usted está dispuesto a comenzar con esta «suave terapia» contra la celulitis, consulte con un médico o con un homeópata, ya que es tan importante la propiedad de la sustancia de origen, a la hora de elegir el medicamento adecuado, como los dolores y molestias del paciente, de manera que toda su personalidad concuerde con el medicamento. Sólo de acuerdo a esta armonización se puede encontrar el remedio homeopático idóneo y administrar la dosis (potenciación) correspondiente.

Remedios homeopáticos

Remedios que ayudan en el tratamiento de la celulitis:

- Aletris farinosa (raíz estrella) actúa fortaleciendo el tejido conjuntivo de todo el cuerpo.
- Calcio fluorato activa y fortalece el tejido conjuntivo de los nudos linfáticos, ligamentos, tendones, huesos y estabiliza los vasos.
- Sepia (calamar) fortalece el sistema nervioso vegetativo, estimula la circulación sanguínea.
- Silicio (ácico de silicio) actúa de forma positiva en el tefido conjuntivo de la piel, músculos, fluido linfático y en el sistema nervioso central.
- Sulfuro (azufre) tiene una acción curativa en el tratamiento de afecciones y enfermedades de la piel, fortalece el tejido conjuntivo y favorece el metabolismo.

Tratamiento de la celulitis

Dosificación individual

El modo y empleo de la dosi debe ser preescrita por un médico que conozca profundamente el remedio recomendado, y su potenciación, de acuerdo con sus necesidades.

Observación: la aparición de la celulitis puede ser producto de trastornos orgánicos; por ese motivo deberá emprenderse un tratamiento con remedios homeopáticos sólamente en el caso de conocer exactamente sus afecciones y después de haber consultado con su médico u homeópata.

Métodos Medicinales

Si después de haber tratado su problema de celulitis con métodos naturales no ha conseguido un resultado satisfactorio, su médico deberá analizar las causas mediante una profunda revisión. Primeramente deberá tratar de buscar la razón de la existencia de posibles enfermedades orgánicas.

Analisis del sistema cardio-vascular

Insuficiencia cardiaca

Una vez el médico tenga conocimiento de las enfermedades que usted y su familia han padecido anteriormente, éste procederá a la realización de una revisión de la circulación cardio-vascular, es decir (insuficiencia cardiaca), para asegurarse de que la enfermedad no se ha manifestado todavía, aunque existe en estado latente; de ser éste el problema, el corazón no puede bombear la cantidad de sangre que necesita para desempeñar las funciones propias del metabolismo, ni en un estado de reposo ni en un estado dinámico. Tampoco puede impulsar el retorno venoso de la sangre. El suministro de oxígeno por todo el organismo está en peligro.

Chequeo del sistema venoso

Varices de grado primario o secundario

Una revisión a fondo del sistema intravenoso es el paso siguiente a tener en cuenta. En particular, tras comprobar la tendencia a la formación de varices, o cuando se conoce la existencia de las mismas, es conveniente realizar un examen de las venas de las piernas. Mediante la provocación de una pequeña congestión venosa en el fluido sanguíneo, se podrá examinar y determinar si las varices son de grado primario —si se han producido por el debilitamiento de las paredes y de las válvulas venosas— o secundario.

Es importante diferenciar entre varices priimarias y secundarias, a la hora de dispensar el tratamiento, porque las varices superficiales solamente se pueden extraer una vez haya sido impulsado el retorno venoso.

Las terapias conservadoras aconsejan ponerse medias de compresión que, con el movimiento, activan el bombeo de los músculos.

La operación de varices se puede realizar con anestesia local. Para estimular la actividad muscular, después de la operación, se debe aplicar una venda de compresión en la zona afectada. El tiempo de curación de las heridas de los tejidos, a causa de la operación, se prolonga unas 4 o 6 semanas.

El proceso de obliteración o esclerarización consiste en inyectar una sustancia obliteral en las varices para que éstas se cierren. Una vez concluido el proceso, se debe aplicar una venda de compresión en la zona afectada y realizar ejercicios intensivos de movimiento. Este método hace disminuir la presión y mejora la circulación sanguínea pero, por otra parte, acentúa el peligro de trombosis. El tiempo de recuperación no es muy largo.

Examen del sistema linfático

El sistema linfático puede observarse con todo detalle en las radiografías mediante colorantes y sustancias de contraste. Las anomalías del fluido linfático (véase la página 22), pueden subsanarse mediante el drenaje linfático. Por lo demás, las posibilidades terapeúticas son limitadas.

Terapias físicas

Drenaje linfático

Se entiende por drenaje linfáico, la medida terapeútica que hace posible y facilita el flujo de linfos al tejido. —Masaje linfático—. Una de las formas de realizar el drenaje linfático es mediante el masaje de las vías linfáticas en dirección a los gánglios linfáticos con las yemas de los dedos. Así se ejerce una fuerte y constante presión que estimula el transporte de líquido linfático. Los síntomas como la «pesadez de piernas» o edemas (agua en el tejido de linfático) y, por ello células adiposas infladas pueden corregirse mediante el drenaje linfático. Esta forma de drenaje linfático puede aprender a realizarla usted mismo. Si lo desea, puede consultar con un masajista cualificado o con un médico de rehabilitación sobre su duración y técnica para obtener más datos exactos.

Terapia de movimiento

Por prescripción facultativa puede aprender de nuevo a caminar en una posición correcta, a estar de pie y a sentarse. Con la ayuda de un buen terapeuta, le enseñarán ejercicios específicos que actúan de forma muy positiva en el sistema circulatorio, en el sistema muscular y en el tejido linfático. Estos ejercicios puede realizarlos usted mismo en casa después de haberse puesto de acuerdo con el médico (movimiento para el fortalecimiento del tejido y musculos, véase la página 41)

- Gimnasia en el agua

La gimnasia en el agua es una terapia de movimiento que se realiza en agua caliente bajo el asesoramiento de profesionales competentes. Los movimientos juguetones con aros, cojines y tablas actúan estirando los tejidos y fortalecen las estructuras de la masa muscular. La acción especialmente benefactora de esta forma de mover el cuerpo, se basa en que el movimiento se realiza sin la carga del peso del cuerpo.

Intervenciones quirúrgicas

Las intervenciones quirúrgicas que pueden realizarse para intentar solucionar el problema de la celulitis son: la liposucción, la aspiración de la grasa y el estiramiento de la piel.

La cirugía plástica así como la aspiración de la grasa y el estiramiento de la piel obliga al organismo a tomar medidas que deben ser reflexionadas antes.

Antes de dar este paso usted debe tener en cuenta los métodos de tratamiento naturales contra la celulitis descritos en este libro. Si a pesar de todo, usted se decidiera a someterse a una intervención quirúrgica, infórmese con antelación y todo detalle sobre las posibilidades, límites y consecuencias de corregir los defectos de su silueta de este modo. Hoy en día existen muchos charlatanes que quieren hacer fortuna a costa de todo tipo de cirugías, y le podría tocar a usted pagar el pato. Para este tratamiento es muy importante que deposite su confianza en un conocido y experimentado cirujano (direcciones que pueden ser útiles, véase la página 74)

Para terminar

Querida lectora, querido lector. Le deseo mucho éxito a la hora de combatir la celulitis con la ayuda de los métodos naturales que he expuesto en este libro en la medida en que consiga aliviar o eliminar por completo sus problemas con la celulitis. El ejercicio, la alimentación sana y las diferentes formas de curación, constituyen valiosas ayudas naturales.

Asimismo las terapias que se describen aquí contribuyen a prevenir la aparición de la celulitis, y no sólo eso. La flaccidez del tejido conjuntivo, la congestión de los línfos, y las anomalías de la circulación sanguínea pueden ser subsanadas parcial o completamente.

Tratamiento para todo el cuerpo

Tras algunas semanas de tratamiento mediante «el retorno a una vida más natural» se sentirá más activo y sano. Para ello es importante prescindir de los pequeños «pecados cotidianos» o al menos recortarlos.

Alcohol con moderación

Nadie tiene nada en contra de tomar un vaso de vino con una buena comida; pero en ocasiones —cuando nos invitan a fiestas, durante las vacaciones cuando nos dejamos llevar por las invitaciones a unas copas, o por las noches, cuando sentados delante de la televisión tomamos una cerveza o una bebida alcohólica— nuestra salud corre peligro si esta actitud ante el alcohol se transforma en un hábito. El alcohol favorece la aparición de la celulitis así como de otras enfermedades; las bebidas alcohólicas, además de su efecto embriagante, poseen un elevado contenido calórico. En el organismo se forman sustancias nocivas que se depositan en los tejidos a causa de la asimilación alcohólica. Además las células se hinchan, acumulan grasa y líquidos.

Es de sobra conocido que fumar mucho es muy perjudicial para la salud, pero lo que muchos ignoran es que influye notablemente en la formación y desarrollo de la celulitis. El tabaco afecta al metabolismo, a los órganos y acentúa el desgaste de muchas vitaminas y minerales. Las tóxinas se van acumulando en el tejido y no pueden ser eliminadas debido al trastorno metabólico. Por ésto es aconsejable —y no sólo por el hecho de contribuir a eliminar la celulitis— disminuir notablemente el consumo de cigarrillos. Procure liberarse de todos los hábitos que repercutan negativamente en su salud y alégrese de los esfuerzos realizados para consigo mismo: Su cuerpo se lo agradecerá enormemente; compruébelo.

Exito gracias a la paciencia y perseverancia

Piense usted que la celulitis se ha desarrollado en un largo período de tiempo, invisible al principio hasta que se hizo notar. No espere por ello que sus esfuerzos se vean coronados por el éxito de la noche a la mañana.

Sea consecuente en la realización del tratamiento y sentirá en breve una sensación de bienestar consigo mismo y con su cuerpo ¡Todo está en sus manos, no se desanime!

Referencias

Direcciones útiles

Hemos resumido una relación de centros médicos que ofrecen técnicas o dietas para adelgazar o encontrar el peso ideal. Por otra parte, la mayoría de balnearios y casi todas las casas de reposo disponen de instalaciones y equipo adecuado para aprender o seguir con éxito las dietas o curas de adelgazamiento.

Balnearios
Associació Balneària
c/. Balmes, 191, 5.º 08006 Barcelona
☏ (93) 218 36 99
Fax. (93) 217 10 95

Associació Catalana de Propietat
Pg. de Gràcia, 34, 1er. 08007 Barcelona
☏ (93) 317 03 12
Fax. (93) 865 23 12

Asociación Nacional de Estaciones Termales
c/. Martín de los Heros, 23, 4.º dcha. B.
28008 Madrid
☏ (91) 542 97 75
Fax. (91) 542 98 24

Casas de Reposo
Centre de Repòs Creixent
Can Comas
17842 La Mota (Girona)
☏ (972) 21 67 25

Curhotel Hipócrates
Ctra. Sant Pel, 29
17220 St. Feliu de Guixols
☏ (972) 32 06 62

Los Madroños. Casa de Reposo-Escuela de Salud
Llista de Correus
12594 Oropesa de Mar (Castellón)
☏ (908) 16 54 74

Sumendi-Bizkaia
c/. Marzana, 16, 2.ª dcha. 48003 Bilbo
☏ (94) 416 89 95

Otros centros

Integral Centre Mèdic i de Salut
Pça. Urquinaona, 2, 3er, 2a.
08001 Barcelona
☏ (93) 318 30 50

Vital
c/. Argentona, 59-61, 2on. 1a.
08032 Mataró (Barcelona)

Libros orientativos

Dra. Amrei Pfeiffer, *Los trastornos digestivos y su tratamiento natural,* Ed. Integral, Barcelona, 1989.

Dr. Hellmut Lützner, *Rejuvenecer por el ayuno,* Ed. Integral, Barcelona, 1992 (3.ª edición).

Dr. Hellmut Lützner, *Ayuno II,* Ed. Integral, Barcelona, 1993.

Hans Dietrich Cremer, *Guía de la composición de los alimentos (tablas),* Ed. Integral, Barcelona, 1992 (2.ª edición).

Vic Susman, *La Alternativa Vegetariana,* Ed. Integral, Barcelona, 1993 (5.ª edición).

Dr. R. Bircher-Benner, *Regímenes de salud y esbeltez,* Ed. Rialp, Madrid.

Dr. R. Bircher-Benner, *Calorías y energía nutritiva,* Ed. Rialp, Madrid.

Leah Leneman, *Dieta vegetariana par adelgazar,* Ed. Edaf, Madrid.

Hiltrud Lodes, *Aprende a respirar,* Ed. Integral, Barcelona, 1990.

M.O. Brucker, *Adelgazar es natural,* Ed. Integral, Barcelona, 1991.

K.A. Beyer, *La cura del zumo del limón,* Ed. Obelisco, Barcelona, 1992.

M. de Montignac, *Cómo adelgazar en comidas de negocios,* Ed. Muchnik, Barcelona.

Dr. Frederic Viñas, *La linfa y su drenaje linfático manual,* Ed. Integral, Barcelona, 1993 (2.ª edición).

Bob Anderson, *Rejuvenecer el cuerpo estirándose («Stretching»),* Ed. Integral, Barcelona, 1993 (5.ª edición).

Enfermedades y Glosario

Este libro, compuesto en la redacción de INTEGRAL
se acabó de imprimir en mayo de 1993 en los talleres
de Agpograf, c/. Teodoro Llorente, 14. Barcelona.
Y se encuadernó en Rovira, c/. Almirall Oquendo,
91-93, Barcelona.